# 康平本·康治本伤寒论

汉·张仲景 著

郑丰杰 汤阳 孙婧薇 校注

全国百佳图书出版单位

中国中医药出版社

·北 京·

**图书在版编目（CIP）数据**

康平本　康治本伤寒论 / (汉) 张仲景著；郑丰杰，汤阳，孙婧薇校注 . -- 北京：中国中医药出版社，2024.3

ISBN 978-7-5132-8546-9

Ⅰ . ①康… Ⅱ . ①张… ②郑… ③汤… ④孙… Ⅲ . ①《伤寒论》Ⅳ . ① R222.2

中国国家版本馆 CIP 数据核字 (2023) 第 224492 号

**中国中医药出版社出版**
北京经济技术开发区科创十三街 31 号院二区 8 号楼
邮政编码　100176
传真　010-64405721
廊坊市祥丰印刷有限公司印刷
各地新华书店经销

开本 880 × 1230　1/32　印张 5.75　字数 88 千字
2024 年 3 月第 1 版　2024 年 3 月第 1 次印刷
书号　ISBN 978 – 7 – 5132 – 8546 – 9

定价　58.00 元
网址　www.cptcm.com

**服务热线　010-64405510**
**购书热线　010-89535836**
**维权打假　010-64405753**

**微信服务号　zgzyycbs**
**微商城网址　https://kdt.im/LIdUGr**
**官方微博　http://e.weibo.com/cptcm**
**天猫旗舰店网址　https://zgzyycbs.tmall.com**

如有印装质量问题请与本社出版部联系（010-64405510）

# 校注说明

## 一、康平本伤寒论

《康平本伤寒论》是康平三年（1060 年）侍医丹波雅忠（1021—1088）抄录的《伤寒论》古传本。“康平”（1058—1065）系日本后冷泉天皇纪年。《康平本伤寒论》由日本汉方医家大塚敬节（1900—1980）于 1936 年初秋在东京本乡某书店发现，时为上下两册的传写本，随后其又得到另一部《康平本伤寒论》和《和气氏古本伤寒论》。大塚敬节将其与《宋本伤寒论》《注解伤寒论》《金匮玉函经》《金匮要略》及坊间《伤寒论》对比精校后，于昭和十二年（1937 年）由日本汉方医学会出版，名为《康平本伤寒论》。昭和五十八年（1983 年），日本汉方医学会重印了《康平本伤寒论》。1966 年大塚敬节出版的《临床应用伤寒论解说》

中介绍了《康平本伤寒论》，并将其影印附录于书尾。

大塚敬节与叶橘泉（1896—1989）交友近三十年，将《康平本伤寒论》赠予叶氏。叶氏对其精校后于1947年由上海千顷堂书局出版发行，名为《古本康平伤寒论》，使其得以在国内流传。1988年湖南科学技术出版社重印了《古本康平伤寒论》，并邀请叶橘泉撰“二次重印附言”，同时将原书中的图书广告、版权页，以及除叶橘泉序外的其他序言及《古本康平伤寒论读后》《读康平伤寒论》一并删除。2021年中国中医药出版社据民国时期上海千顷堂书局发行的《古本康平伤寒论》重新校排出版，并将原书文中小字批注采用彩色印刷。

关于《康平本伤寒论》的传日时间，中日学者皆无法据现有史料文献加以论证，只能通过日本多次派遣遣唐使（每次均有学问僧参加）的文化背景分析推测。或系日本第17次遣唐使空海（744—835）和尚归国时带回日本，隐传于寺庙。因经和气氏嗣成、高野、有栖川、室町等传抄而有不同名称，但均同文而异题，因以“康平本”之称最为流行故名。与《宋本伤寒论》（即明代赵开美翻刻宋本《伤寒论》，见于《仲景全书》中，简称赵刻宋本）《注解伤寒论》不同，《康平本伤寒论》无《辨脉法》《平脉法》《辨不可发汗病脉证并治》及以下六篇。《康平本伤寒论》正文按每行字数可分为十五字文、十四字文和十三字文，有嵌注，有旁注，有阙文（以□示例），四逆汤作“回逆汤”，“太阳病”作“大阳病”，“真武汤”作“玄武汤”，且有部分条文前后位置和分段与宋本有别。

所谓十五字文，即顶格排版行文，每列 15 字，共计 161 条（占条文总数的 38.6%），包括 94 首方剂（占全书方剂总数的 83.9%），旁注、嵌注俱全，为全书核心内容。十五字文中以“伤寒”开头者计 44 条。十四字文，即每列降一空格书写，每列 14 字，共计 115 条（占条文总数的 27.6%），包括 16 首方剂，旁注、嵌注俱全。观其内容可大致分为两类：一类为对其他经典的应用，如《伤寒论》中“《阴阳大论》云……”；一类依附于十五字文后，其内容大多与十五字文相关，有补充说明作用；另一类为十五字文所附方剂煎服法、将息及加减法。提示十四字文系后人在编次整理仲景著作过程中，或将其他经典移入，或将仲景著作的固有内容改变条文顺序而来。十三字文，即每列降两空格书写，每列 13 字，共计 141 条（占条文总数的 33.8%），包括 4 首方剂（桂枝甘草汤、茯苓桂枝甘草大枣汤、禹余粮丸、麻子仁丸），无嵌注。从内容来看，十三字文多为问答性质的条文，或六经病欲解时、诸死证、描述伤寒病程的条文，以及《伤寒杂病论·序》的下半段，其作用多为十五字文或十四字文的补充说明。

所谓旁注，即位于两条条文之间空白处的注文，共 117 处。嵌注，即镶嵌在条文之中的注文，共 106 处。旁注、嵌注在宋本《伤寒论》中均混入正文。旁注、嵌注广泛分布全书，看似杂乱无章，实际上存在一定规律。从旁注、嵌注出现的时间顺序来看，有旁注是对嵌注的进一步解释。如黄连汤方后服法中，嵌注“昼三夜二”，其旁又有旁注云“昼三夜二，疑非仲景法”；桂枝附子汤条嵌注“附子三枚……宜减服之”，另有旁注“恐多也”，均提示旁注晚于嵌注。此外，在十四字文、十五字文中，旁注、嵌注同时出现，故旁注、嵌注出现的时间当晚于两种行文的书写时代。十三字文无一处嵌注，却有一处旁注，提示旁注时间晚于十三字文。可见，旁注、嵌注时间晚于十四字文、十五字文，旁注时间晚于嵌注。从注文内容来看，大致分为按语类，如“撰用《素问》《九卷》……”“一方加大黄二两”及方后常见的“本云……”，意在对差异进行说明；解释性注文，占注文总数的50%以上，多以“此为”或“所以然”行文；补充性注文，如“风池、风府”“汗出多者，温粉扑之”等。

除大塚敬节等日本医家外，国内叶橘泉、陆渊雷等专家亦认为《康平本伤寒论》较之赵刻宋本更为古老。如马继兴教授指出“从书中不避宋讳来看，其原始传本当在北宋之前而具有一定的历史价值”；钱超尘教授认为康平本“作为《伤寒论》的古传本之一，在《伤寒论》版本学上具有不朽的价值”，“康平本与宋本是极相似的姊妹篇，它具有悠久的流传史，在版本学、文献学、校勘学上具有巨大价值”。有鉴于此，我们对《康平本伤寒论》进行了校注整理，以方便研读。现对整理过程中的几个问题说明如下：

1. 所据底本为大塚敬节收藏的《康平本伤寒论》传抄本，收录于其所出版《临床应用伤寒论解说》书后（影印版）；校本为经大塚敬节精校的《康平本伤寒论》（日本汉方医学会昭和五十八年重印）、《康平伤寒论》校排本（中国中医药出版社2021年发行）。

2. 赵刻宋本《伤寒论》是目前公认的最好的《伤寒论》传本。本次整理以赵刻宋本为校本，重点对比其与康平本的异同。凡赵刻宋本原文据《仲景全书》

（汉·张机等撰）。为方便读者比对，按照行业共识将赵刻宋本中十篇 398 条原文按 001 ～ 398 编号标记于康平本相应条文前。

3. 凡《伤寒论》原文、序文，改竖排繁体为横排简体，重新标点。改为简体横排后，原书中代表前文的“右”字，一律改为“上”字。将底本中的俗体字、异体字，如“胸”作“胷”“胁”作“脅”“桂枝”作“圭支”等改为规范的简体字，未出注说明；与赵刻宋本内容有异之处，保留原文并出注。为求精炼简明，略去了不影响实质含义的校勘，如赵刻宋本第 13 条：“太阳病，头痛，发热，汗出，恶风者，桂枝汤主之。”康平本作：“太阳病，头痛，发热，汗出，恶风，桂枝汤主之。”此“恶风”后的“者”字并不影响释义内涵，诸如此类，未出注说明，以免繁冗。此外，还对个别疑难字词作了注释。

4. 鉴于《康平本伤寒论》原文有十五字文、十四字文、十三字文三种形式，大塚敬节、中西深斋、白水田良、叶橘泉等医家据此将《伤寒论》条文分为原文（即十五字文）、准原文（即十四字文）、后人的追论（即十三字文）而加以区分。为体现三类条文的不同，本次整理对《康平本伤寒论》十五字文采用宋体黑色字标注，十四字文采用宋体蓝色字标注，十三字文采用宋体棕色字标注，旁注采用仿宋小字加棕色下划线标注，嵌注采用仿宋小字前加“注”字标注。

5. 为有助于读者了解《康平本伤寒论》的来源、流传与学术特色，本次整理在书后附录了叶橘泉于1946年10月刊印《康平本伤寒论》时所撰写的“序”、大塚敬节于昭和十二年（1937年）撰写的“例言”、叶橘泉于1946年撰写的“重印例言”及1986年撰写的“二次重印附言”。

在本书的整理过程中，北京中医药大学马捷教授提供了日本汉方医学会于昭和五十八年（1983年）重印的《康平本伤寒论》，在此表示感谢！

## 二、康治本伤寒论

《康治本伤寒论》（以下简称“康治本”）全书一卷，系日本和尚沙门了纯于康治二年（1143年）据唐贞元（唐德宗李适纪年）乙酉岁（贞元二十一年、公元805年）写本重加缮录的《伤寒论》传本之一。康治本或系日本学者最澄（767—822）带回日本，藏于睿山延历寺中，供佛门弟子传习。后历经传抄，于江户时代流入宫禁，被视为枕中泓秘，由河口春龙“窃誊”而流布，即日本柳河医官户上重较所云“此书盖尝在延历寺人或得之后，往江户传之奥人某，珍重如拱璧不妄示人，友人河口春龙窃誊之”。户上重较（号玄斐）于1846年从河口春龙处得康治本，与宋代林亿校勘本作对照，略记异同，增眉注、卷首“凡例”及“方目次”，于日本安政五年（1858年）在京都书林雕版刊行。由于“康治本”卷末有“唐贞元乙酉岁写之”，故又称之为“贞元本”。又因此本曾流传于睿山延历寺、永源寺，又被称为“延历寺本”“永源寺本”，因“康治本”更为通行故名。1965年，日本民族医学院研究所将此本影印（中国中医研究院图书馆藏）。1982年，中医古籍出版社据1858年日本京东书林版影印发行18500册。

康治本共65条原文，除“发汗若下之后，烦热胸中窒者，栀子豉汤主之”外，其余原文均按三阳三阴辨证顺序排列，条文虽少，但井然有序。较之现行宋本《伤寒论》，康治本仅载方50首，皆为重要方剂。宋本《伤寒论》中之部分疑点，亦可通过康治本得到解释，如宋本桂枝加葛根汤组成有“麻黄三两，去节”，宋臣林亿等按云“此云桂枝加葛根汤，恐是桂枝中但加葛根耳”。康治本则无“麻黄”，且方中药物排序系桂枝汤方（桂枝、芍药、甘草、生姜、大枣）在前，加“葛根四两”于后，与宋本（葛根、麻黄、芍药、生姜、甘草、大枣、桂枝）药序不同。康治本这种药物的排列顺序无疑更体现方剂加减的规律特点，且有助于理解药物间的配伍关系和协同作用。从我国唐贞元乙酉年算起，《康治本伤寒论》距今已1200余年，是书对于探讨《伤寒论》不同抄本之流传、经文之演变、文字之校勘等，均具有重要意义。有鉴于此，我们对《康治本伤寒论》进行了校注整理。现对校注有关问题说明如下：

1. 所据《康治本伤寒论》底本为日本京都书林于安政五年（1858年）雕版刊行，参考中医古籍出版社1982年影印本和学苑出版社2012年出版的《康治本·康平本伤寒论》点校本。

2. 赵刻宋本《伤寒论》系目前公认的《伤寒论》最佳版本。户上重较曾将康治本与宋代林亿校勘本作照，增眉注（采用宋体蓝色小字标注）而略记异同。本次整理亦以赵刻宋本为校本，原文据《仲景全书》（汉·张机等撰）。为方便读者比对，按照行业共识将赵刻宋本中十篇398条原文按001～398编号标记于康治本相应条文前。

3. 凡《伤寒论》原文、序文、跋，均改竖排繁体为横排简体，重新标点。改为简体横排后，原书中代表前文的“右”字，一律改为“上”字。将底本中的俗体字、异体字，如“解”作“觧”“胸”作“胷”“胁”作“脋”等改为规范的简体字，未出注说明，以免繁冗。

4. 为助于读者了解《康治本伤寒论》的来源、流传与学术特色，本次整理保留了丹波赖易、丹波赖德父子二人所撰《康治本伤寒论序》、户上重较（号玄斐）所撰《刻〈康治本伤寒论〉序》、“凡例”及池内奉时撰写的跋。

本书虽经反复校对，但仍难免有错漏之处，欢迎读者指正并提宝贵意见，以便再版修订时改正提高。

校注者

2023 年 10 月

# 总目

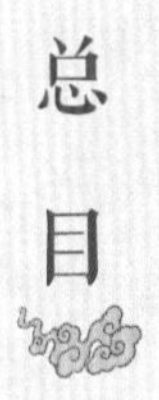

# 康平本伤寒论

# 目　录[1]



① 目录：底本无，为方便读者检索，按篇目及方剂（含药物组成）出现的先后顺序补加。

# 伤寒卒病论

集论曰[①]余每览越人入虢之诊，望齐侯之色，未尝不慨然叹其才秀也。怪当今居世之士，曾不留神医药，精究方术，上以疗君亲之病，下以救贫贱之厄，中以保身长全，以养其生，但竞逐荣势，企踵权豪，孜孜汲汲，惟名利是务；崇饰其末，忽弃其本，华其外而悴其内。皮之不存，毛将安附焉？哀乎趋世之士，又驰竞浮华，不固根本[②]。卒然遭邪风之气，婴非常之疾，患及祸至，而方震慄，降志屈节，钦望巫祝，告穷归天，束手受败。赍百年之寿命，持至贵之重器，委付□[③]医，而恣其所措。咄嗟呜呼！厥身已毙，神明消灭，变为异物，幽潜重泉，徒为啼泣。痛夫！举世昏

① 集论曰：宋本作“论曰”。

② 哀乎……不固根本：宋本此段文字位于“蠢若游魂”之后，且文中无“又”字。

③ □：底本缺。宋本作“凡”字。

迷，莫能觉悟，不惜其命，若是轻生，彼何荣势之云哉？而进不能爱人知人，退不能爱身知己，遇灾值祸，身居厄地，蒙蒙昧昧，蠢若游魂。忘躯徇物，危若冰谷，至于是也！余宗族素多，向余二百，建安纪年以来，犹未十稔，其死亡者三分有二，伤寒十居其七。感往昔之伦丧，伤横夭之莫救，乃勤求古训，博采众方㊟撰用《素问》《九卷》《八十一难》《阴阳大论》《胎胪药录》，并平脉辨证。经为《伤寒卒病论》[1]。虽未能尽愈诸病，庶可以见病知源。若能寻余所集，思过半矣。

夫天布五行，以运万类；人禀五常，以有五脏。经络府俞，阴阳会通；玄冥幽微，变化难极。自非才高识妙，岂能探其理致哉！上古有神农、黄帝、岐伯、伯高、雷公、少俞、少师、仲文，中世有长桑、扁鹊，汉有公乘阳庆及仓公，下此以往，未之闻也。观今之医，不念思求经旨，以演其所知；各承家技，终始顺

① 伤寒卒病论：宋本作“伤寒杂病论”，且后有“合十六卷”。“卒”字误，应作“杂”。宋·郭雍《伤寒补亡论·伤寒名例十问》谓：“古之传书，怠堕者因于字书，多省偏旁书字或合二字为一，故书‘雜’为卆，或再省为‘卒’。今书‘卒病’则‘雜病’字也。汉刘向校中秘书又以‘赵’为‘肖’，以‘齐’为‘立’之说，皆从省文而至于此。此与‘杂病’之书‘卒病’无以异。”

旧，省疾问病，务有[1]口给；相对斯须，便处汤药。按寸不及尺，握手不及足；人迎趺阳，三部不参；动数发息，不满五十。短期未知决诊，九候曾无仿佛；明堂阙庭，尽不见察，所谓窥管而已。夫欲视死别生，实为难矣！孔子云："生而知之者上，学则亚之。多闻博识，知之次也。"余宿尚方术，请事斯语。

① 有：宋本作"在"。

汉长沙守南阳张机著

晋太医令王叔和撰次[①]

# 伤寒例

《阴阳大论》云：凡春气温和，夏气暑热，秋气漓冷[②]，冬□[③]冰洌，此则四时正气之序也。注冬时严寒，万类深藏，君子固密，则不伤寒。触冒之者，乃名伤寒耳。例其伤于四时之气，皆能为病。以伤寒为毒者，以其最成杀厉之气也。中□而即病者，名曰伤寒。

中寒[④]不即病者，寒毒藏于肌肤，至春变为温病，至夏变为暑病。暑病者，热极重于温也。注是以辛苦之人，春夏多温热病者，皆由冬时触寒所致，非时行之气也。

凡时行者，春时应暖而反大寒，夏时应热而反大

① 汉长沙守南阳张机著　晋太医令王叔和撰次：宋本无此十八字。

② 漓冷：宋本作“清凉”。

③ □：宋本作“气”。

④ 中寒：宋本无此二字。

凉，秋时应凉而反大热，冬时应寒而反大温。此非其时而有其气。㊟是以一岁之中，长幼之病多相似者也。例此则时行之气也。

夫欲候知四时正气为病及时行疫气之法，皆当按斗历[①]占之。九月霜降节后宜渐寒，向冬大寒，至正月雨水节后宜解也。所以谓之雨水者，以冰解而为雨水故也。至惊蛰二月节后，气渐和暖，向夏大热，至秋便凉。从霜降以后至春分以前寒冽[②]，凡有触冒霜露，体中寒即病者，谓之伤寒也。九月十月，寒气尚微，为病则轻。十一月十二月，寒冽已严，为病则重。正月二月，寒渐将解，为病亦轻。此以冬时不调，适有伤寒之人，即为病也。冬有非节之暖者，名为冬温。冬温之毒，与伤寒大异，冬温复有先后，更相重沓，

① 斗历：康平本未载。宋本本篇前有“四时八节二十四气七十二候决病法”，云：“立春正月节斗指艮，雨水正月中指寅，惊蛰二月节指甲，春分二月中指卯，清明三月节指乙，谷雨三月中指辰，立夏四月节指巽，小满四月中指巳，芒种五月节指丙，夏至五月中指午，小暑六月节指丁，大暑六月中指未，立秋七月节指坤，处暑七月中指申，白露八月节指庚，秋分八月中指酉，寒露九月节指辛，霜降九月中指戌，立冬十月节指干，小雪十月中指亥，大雪十一月节指壬，冬至十一月中指子，小寒十二月节指癸，大寒十二月中指丑。”

② 寒冽：宋本无此二字。

亦有轻重，为治不同，证如后章。从立春节后，其中无暴大寒，又不冰雪，而有人壮热为病者，此属春时阳气发于冬时，伏寒变为温病。从春分以后至秋分节前，天有暴寒者，皆为时行寒疫也。

三月四月，或有暴寒，其时阳气尚弱，为寒所折，病热犹轻。

五月六月，阳气已盛，为寒所折，病热则重。七月八月，阳气已衰，为寒所折，病热亦轻。

病与温及暑病相似，但治有殊耳。十五日得一气，于四时之中，一时有六气，四六名为二十四气。然气候亦有应至而不至，或有未应至而至者，或有至而大过者，皆成病气也。

但天地动静，阴阳鼓击者，各正一气耳。

是以彼春之暖，为夏之暑；彼之秋之忿，为冬之怒。是故冬至后，一阳爻升，一阴爻降也；夏至之后，一阳气下，一阴气上也。斯则冬夏二至，阴阳合也；春秋二分，阴阳离也。阴阳交易，人变病焉。此君子春夏养阳，秋冬养阴，顺天地之刚柔也。小人触冒，必婴暴疹。须知毒烈之气，留在何经，而发何病，详而取之。是以春伤于风，夏必飧泄；夏伤于暑，秋必病□[1]；秋伤湿，冬必咳嗽；冬伤于寒，春必病温。此必然之道，可不审明之。

伤寒之病，逐日浅深，以施方治。今世人伤寒，或始不早治，或治不对病，或日数久淹，困乃告医，医人又不依次第而治之，则不中病，皆宜临时消息制方，无不效也。今搜采仲景旧论，录其证候、诊脉、声色、对病□[2]方，有神验者，拟防世急也。

凡[3]土地温凉，高下不同；物性刚柔，餐居亦异。是故黄帝兴四方之问，岐伯举四治之能，以训后贤，开其未悟者。临病之工，宜须两审也。

凡伤于寒，则为病热，热虽甚不死。若两感寒[4]而病者必死。若更感异气，变为他病者，当依后坏病证而治之[5]。

尺寸俱浮者，大阳[6]受病也，当一二日发。以其脉上连风府，故头项痛，腰脊强。

---

① □：宋本作"疟"。

② □：宋本作"真"。

③ 凡：宋本作"又"。

④ 寒：宋本作"于寒"。

⑤ 若更……而治之：宋本此段文字位于"寸尺陷者，大危"之后。

⑥ 大阳：宋本作"太阳"，后同。江沅《说文释例》曰："古只作大，不作太。"

尺寸俱长者，阳明受病也，当二三日发，以其脉夹鼻络于目，故身热、目疼、鼻干不得卧。

尺寸俱弦者，少阳受病也，当三四日发，以其脉循胁络于耳，故胸胁痛而耳聋。此三经皆受病，未入于府者，可汗而已。

尺寸俱沉细者，大阴[①]受病也，当四五日发，以其脉布胃中，络于嗌，故腹满而嗌干。

尺寸俱沉者，少阴受病也，当五六日发，以其脉贯肾，络于肺，系舌本，故口燥舌干而渴。

尺寸俱微缓者，厥阴受病也，当六七日发，以其脉循阴器，络于肝，故烦满而囊缩。此三经皆受病，已入于府，可下而已。

若两感于寒者，一日大阳受之，即与少阴俱病，则头痛，口干，烦满而渴；二日阳明受之，即与大阴俱病，则腹满，身热，不欲食，谵语；三日少阳受之，即与厥阴俱病，则耳聋，囊缩而厥，水浆不入，不知人者，六日死。若三阴三阳、五藏六府皆受病，则荣卫不行，藏府不通，则死矣。其[②]两感于寒，更不传经，不加异气者，至七日大阳病衰，头痛少愈也；八

---

① 大阴：宋本作“太阴”，后同。

② 其：宋本作“其不”。

日阳明病衰，身热少歇也；九日少阳病衰，耳聋微闻也；十日太阴病衰，腹减如故，则思饮食；十一日少阴病衰，渴止舌干，已而嚏也；十二日厥阴病衰，囊纵，少腹微下，大气皆去，病人精神爽慧也。若过十三日以上不间，寸尺陷者，大危。若脉阴阳俱盛，重感于寒者，变成温疟。阳脉浮滑、阴脉濡弱者，更遇于风，变为风温。阳脉洪数、阴脉实大者，更遇温热，变为温毒。温毒为病，最重也。阳脉濡弱、阴脉弦坚者，更遇温气，变为温疫。以此冬伤于寒，发为温病，脉之变证，方治如说。

凡人有疾，不时即治，隐忍冀差，以成痼疾。小儿女子，益以滋甚。时气不和，便当早言。寻其邪由，及在腠理，以时治之，罕有不愈者。患人忍之，数日乃说，邪气入藏，则难可制。此为家有患，备虑之要。

凡作汤药，不可避晨夜，觉病须臾，即宜便治，不等早晚，则易愈矣。如或差迟，病即传变，虽欲除治，必难为力。服药不如方法，纵意违师，不须治之。

凡伤寒之病，多从风寒得之。始表中风寒，入里则不消，然未有温覆而当不消散者。不在证治。拟欲攻之，犹当先解表，乃可下之。若表已解，而内不消，虽非大满，犹生寒热，□□□□□[①]，则病不除。若表已解，而内不消，大满大实坚。有燥屎，自可除下之，虽四五日，不能为祸也。若不宜下而便攻之，内虚热入，协热遂利，烦燥[②]诸变，不可胜数，轻者困笃，重者必死矣。

凡两感病俱作，治有先后。发表攻里，本自不同，而执迷妄[③]意者，乃云神丹、甘遂，合而饮之，且解其表，又除其里，言巧似是，其理实违。夫智者之举错也，常审以慎；愚者之动作也，必果而速。安危之变，岂可诡哉！世上士，但务彼翕习之荣，而莫见此倾危之败，惟明者居然能护其本，近取诸身，夫何远之有焉？[④]

夫阳盛阴虚，汗之则死，下之则愈；阳虚阴盛，汗之则愈，下之则死矣。夫如是，则神丹安可以误发？甘遂何可以妄攻？虚盛之治，相背千里，吉凶之机，应若影响，岂容易哉！况桂枝下咽，阳盛即毙；承气入胃，阴盛以凶。死生之要，在乎须臾，视身之

---

① □□□□□：宋本此处亦无文字。

② 燥：宋本作“躁”。

③ 妄：宋本作“用”。

④ 凡两感病俱作……夫何远之有焉：宋本此段文字在“夫阳盛阴虚……岂不痛欤”之后。

尽，不暇计日。此阴阳虚实之交错，其候至微；发汗吐下之相反，其祸至速。而医术浅狭，懵然不知病源，为治乃误，使病者殒没，自谓其分。至今[①]冤魂塞于冥路，死尸盈于旷野，仁者鉴此，岂不痛欤！

凡发汗，温服[②]汤药，其方虽言日三服，若病剧不解，当促其间。可半日中尽三服。若与病相阻，即便有所觉。病重者，一日一夜，当晬时观之。如服一剂，病证犹在，故当复作本汤服之。至有不肯汗出，服三剂乃解。㊟若汗不出者，死病也。

凡得时气病，至五六日而渴欲饮水，饮不能多，不当与也。何者？以腹中热尚少，不能消之。㊟便更与作病也[③]。例至七八日，大渴欲饮水者，犹当依证而与之。与之令不足[④]，勿极意也。言能饮一斗，与五升。若饮而腹满，小便不利，若喘若哕，不可与之也。若饮水[⑤]，忽然大汗出，是为自愈也。

凡得病，反能饮水，此为欲愈之病。其不晓病者，但闻病饮水自愈，小渴者乃强而与饮之，因成其祸，

① 今：宋本作“令”。

② 温服：宋本作“温暖”。

③ 便更与作病也：宋本作“便更与人作病也”。

④ 与之令不足：宋本作“与之常令不足”。

⑤ 若饮水：宋本无此三字。

不可复数也。

凡得病厥，脉动数，服汤药，更迟，脉浮大减小，初躁后静，此皆愈证也。

凡治温病，可刺五十九穴。

又身之穴，三百六十有五，其三十穴，灸之有害；七十九穴，刺之为灾，并中髓也。

又脉四损，三日死。平人四息，病人脉一至，名曰四损。脉五损，一日死。平人五息，病人脉一至，名曰五损。脉六损，一时死。平人六息，病人脉一至，名曰六损。脉盛身寒，得之伤寒；脉虚身热，得之伤暑。脉阴阳俱盛，大汗出不解者死。脉阴阳俱虚，热不止者死。脉至乍数乍疎者死。脉至如转索，其日死。谵言妄语，身微热，脉浮大，手足温者生；逆冷，脉沉细者，不过一日死矣。

此以前是伤寒热病证候也。

# 辨伤寒所致大阳病　痓湿暍㊟此三种，宜应别论，以为与伤寒相似，故此见之。[1]

大阳病，发热无汗，反恶寒者，名曰刚痓。

大阳病，发热汗出，而不恶寒，名曰柔痓。

大阳病，发热，脉沉而细者，名曰痓。

大阳病，发汗太多，致痓。

病身热足寒，颈项强急，恶寒，时头热面赤，目脉赤，独头面摇，卒口噤，背反张者，痓病也。

大阳病，关节疼痛而烦，脉沉而细者，名中湿[2]。

湿痹之候，其人小便不利，大便反快，但当其利小便。

湿家之为病，一身尽痛，发热，身色如熏黄。

湿家，其人头汗出，背强，欲得被覆向火，若下

① 宋本篇名作“辨痓湿暍脉证”。该篇首条为“伤寒所致太阳病，痓湿暍此三种，宜应别论，以为与伤寒相似，故此见之”。

② 名中湿：宋本作“此名湿痹，一云中湿”。

之早则哕，胸满，小便不利，舌上如胎，丹田有热，胃中有寒。[1]渴欲得水而不能饮，口燥渴[2]也。

湿家下之，额上汗出，微喘，小便利者，死。若下利不止者，亦死。

问曰：风湿相抟，一身尽疼痛，值天阴雨未止。法当汗出而解。医曰此可汗，汗之病不愈者，何也？答曰：发其汗，汗大出者，但风气去，湿气在，是故不愈也。

若治风湿者，发其汗，微微□似欲汗出者[3]，风湿俱去也。

湿家病，身上疼痛，发热面黄而喘，头痛鼻塞而烦，其脉大，自能饮食，腹中和无病，病在头中寒湿，故鼻塞。内药鼻中则愈。

病者一身尽痛，发热，日晡所剧者，此名风湿。

㊟此病伤于汗出当风，或久伤取冷所致也。

大阳中热者，暍是也。其人汗出恶寒，身热而渴也。

大阳中暍者，身热疼重，而脉微弱。㊟此亦以夏月伤冷水，水行皮中所致也。

---

① 丹田有热，胃中有寒：宋本前有“以”字，且“胃”作“胸”。

② 渴：宋本作“烦”。

③ 微微□似欲汗出者：宋本前有“但”字。□，宋本亦无文字。“汗出”，宋本作“出汗”。

大阳中暍者，发热恶寒，身重而疼痛，其脉弦细芤迟，小便已，洒洒然毛耸，手足逆冷，小有劳，身则热，口开，前板齿燥。

若发汗则恶寒甚；加温针则发热甚；下之则淋甚。

# 辨大阳病[1]

（001）大阳之为病，脉浮，头项强痛而恶寒。

（002）大阳病，发热，汗出，恶风，脉缓者，名为中风。

（003）大阳病，或已发热，或未发热，必恶寒，体痛，呕逆，脉阴阳俱紧者，名曰伤寒。

（004）伤寒一日，大阳受之。脉若静者，为不传。颇欲吐，若躁烦，脉数急者，为传也。

（005）伤寒二三日，阳明、少阳证不见者，为不传也。

大阳病，发热而渴，不恶寒者，为温病。

若发汗已，身灼热者，名风温。

① 辨大阳病：宋本作“辨太阳病脉证并治上第五”，下有小字“合一十六法，方一十四首”，正文前列有子目16条（即小字所言“一十六法”）。《注解伤寒论·卷二》“太”作“大”。“大”通“太”，《广雅疏证·卷一》载：“太亦大也。”

**风温为病，脉阴阳俱浮，自汗出，身重，多眠睡，鼻息必鼾，语言难出。**

（006）若被下者，小便不利，直视，失溲。若被火者，微发黄色，剧则如惊痫，时瘛疭，若火熏之。一逆尚引日，再逆促命期。[1]

（007）病有发热恶寒者，发于阳也；无热恶寒者，发于阴也。发于阳者七日愈，发于阴者六日愈。以阳数七、阴数六故也。

（008）大阳病，头痛，至七日以上自愈者，以行尽其经故也。若欲作再经者，针足阳明，使经不传则愈。

（009）大阳病欲解时，从巳至未上。

（010）风家，表解而不了了者，十二日愈。

（011）病人身大热，反欲得衣者，热在皮肤，寒在骨髓也；身大寒，反不欲近衣者，寒在皮肤，热在骨髓也。

**（012）大阳中风，脉阳浮而阴弱，**阳浮者，热自发，阴弱者，汗自出。**啬啬恶寒，淅淅恶风，翕翕发热，鼻鸣干呕者，桂枝汤主之。**

---

① 太阳病，发热而渴……再逆促命期：以上内容宋本并作1条，康平本分为4条，其中十五字文2条、十四字文2条，补充温病、风温误治后的变证与转归。

桂枝三两，去皮　芍药三两　甘草二两，炙　生姜三两，切　大枣十二枚，擘

上五味，㕮咀三味，以水七升，微火煮取三升，去滓，适寒温，服一升。服已须臾，啜热稀粥一升余，以助药力。温覆令一时许，遍身絷絷，微似有汗者益佳，不可令如水流离，病必不除。若一服汗出病差，停后服，不必尽剂。若不汗，更服依前法。又不汗，后服小促其间，半日许，令三服尽。若病重者，一日一夜服，周时观之。

服一剂尽，病证犹在者，更作服。若汗不出，乃服至二三剂。禁生冷、黏滑、肉面、五辛、酒酪、臭恶等物。

（013）大阳病，头痛，发热，汗出，恶风者，桂枝汤主之。

（014）大阳病，项背强几几[①]，反汗出恶风者，桂枝加葛根汤主之。

葛根四两　芍药二两　生姜三两，切　甘草二两，炙　大枣十二枚，擘　桂枝二两

上六味，以水一斗，先煮葛根，减二升，去白沫，

① 几几："几"音同"巹（jǐn）"。《说文解字·巳部》"巹"下许慎曰："读若《诗》云赤舄几几。"几几，紧固拘紧不柔和貌。

内诸药，煮取三升，去滓。温服一升，覆取微似汗，不须啜粥，余如桂枝法将息及禁忌。[1]

（015）大阳病，下之后，其气上冲者，可与桂枝汤。方用前法。㊟若不上冲者，不可与之。

大阳病三日，已发汗，若吐若下，若温针，仍不解者，此为坏病。㊟桂枝不中与之也。观其脉证，知犯何逆，随证治之。

（016）桂枝本为解肌，若其人脉浮紧，发热汗不出者，不可与之也。常须识此，勿令误也。[2]

（017）若酒客病，不可与桂枝汤，得汤则呕，以酒客不喜甘故也。

（018）喘家作桂枝汤，加厚朴杏子佳。（019）又[3]服桂枝汤吐者，其后必吐脓血也。

（020）大阳病，发汗，遂漏不止，其人恶风，小

① 宋本“葛根四两”后有“麻黄三两，去节”；“六味”作“七味”；“先煮葛根”作“先煮麻黄、葛根”；“桂枝二两”后有“去皮”；白沫，作“上沫”；“可”，作“得”。

② 桂枝本为解肌……勿令误也：宋本此条与上条并为1条。康平本单列一条为十四字文，与下两条并列为桂枝汤禁忌。

③ 又：宋本作“凡”字，且将一条分为二条。“又”字系承上文“喘家”言，风寒袭表，痰湿蕴肺作喘，治用桂枝加厚朴杏子汤；若喘家属痰热内盛，服辛温之桂枝汤，痰热更炽，肉腐成脓，伤及血络，故吐脓血。

便难，四肢微急，难以屈伸者，桂枝加附子汤主之。

桂枝三两，去皮　芍药三两　甘草三两，炙　生姜三两，切　大枣十二枚，擘　附子一枚，炮，去皮，破八片

上六味，以水七升，煮取三升，去滓，温服一升。㊟本云桂枝汤，今加附子。例将息如前法。

（021）大阳病，下之后，脉促胸满者，桂枝去芍药汤主之。（022）若微恶寒[1]者，桂枝去芍药加附子汤主之。

**桂枝去芍药汤方**

桂枝三两，去皮　甘草二两，炙　生姜三两，切　大枣十二枚，擘

上四味，以水七升，煮取三升，去滓，温服一升。㊟本云桂枝汤，今去芍药。例将息如前法。

**桂枝去芍药加附子汤**

前方加附子一枚炮，去皮，破八片。

上五味，以水七升，煮取三升，去滓，温服一升。㊟本云桂枝汤，今去芍药，加附子。例将息如前法。

---

① 若微恶寒者，桂枝去芍药加附子汤主之：康平本此条与《脉经》《千金翼方》《金匮玉函经》《注解伤寒论》皆与上条并为一条，文义连贯。“微恶寒者”，宋本作“微寒”，后世医家因此注作“脉微而恶寒”。非也，“微恶寒者”，承上条而言，其病证阳虚更重，故加炮附子温经扶阳。若云“脉微而恶寒”，则宜四逆汤也。

（023）大阳病，得之八九日，如疟状，发热恶寒，热多寒少，其人不呕，清便欲自可，一日二三度发。㊟脉微缓者，为欲愈也；脉微而恶寒者，此阴阳俱虚，不可更发汗，更下，更吐也；面色反有热色者，未欲解也。经以其不能得少[①]汗出，身必痒，宜桂枝麻黄各半汤。

桂枝一两十六铢，去皮　芍药　生姜切　甘草炙　麻黄各一两，去节　大枣四枚，擘　杏仁二十四枚，汤积[②]，去皮尖及两仁者

上七味，以水五升，先煮麻黄一两沸，去上沫，内诸药，煮取一升八合，去滓，温服六合。㊟本云桂枝汤三合，麻黄汤三合，并为六合，顿服。例将息如上法。

（024）大阳病，初服桂枝汤，反烦不解者，先刺风池、风府，却与桂枝汤则愈。（025）服桂枝汤，大汗出，脉洪大者，与桂枝汤，如前法。若形如疟，一日再发者，汗出必解，宜桂枝二麻黄一汤[③]。

桂枝一两十六铢，去皮　芍药一两六铢　麻黄十六铢，去节　生姜一两十六铢，切　杏仁十六铢，去皮尖　甘草一两二

① 少：宋本作“小”。
② 积：宋本作“浸”。
③ 桂枝二麻黄一汤：宋本桂枝用量为“一两十七铢”，生姜用量为“一两六铢”。

铢，炙　大枣五枚，擘

上七味，以水五升，先煮麻黄一二沸，去上沫，内诸药，煮取二升，去滓，温服一升，日再服。㊟本云桂枝汤二分，麻黄汤一分，合为二升，分再服。今合为方。例将息如上法。

（026）服桂枝汤，大汗出后，大烦渴不解，脉洪大者，白虎加人参汤主之。

（027）大阳病，发热恶寒，热多寒少。脉微弱者，不可大发汗[1]，宜桂枝二越婢一汤。（028）服桂枝汤，或下之，仍头项强痛，翕翕发热，无汗，心下满微痛，小便不利者，桂枝去桂加茯苓白术汤主之。

**桂枝二越婢一汤**

桂枝去皮　芍药　麻黄　甘草各十八铢，炙　大枣四枚，擘　生姜一两二铢，切　石膏二十四铢，擘，绵裹

上七味，以水五升，煮麻黄一二沸，去上沫，内诸药，煮取二升，去滓，温服一升。㊟本云，当裁为越婢汤、桂枝汤，合之饮一升。今合为一方，桂枝汤二分，越婢汤一分。

---

① 不可大发汗：宋本作“不可发汗”，且前有“此无阳也”四字。桂枝二越婢一汤证与大青龙汤证同属外有表寒而内有郁热，但此轻而彼重。“不可大发汗”之“大”字意味深长，言桂枝二麻黄一汤属小汗法，虽云发汗，实为发越郁热。

**桂枝去桂加茯苓白术汤**

芍药三两　甘草二两，炙　生姜切　白术　茯苓各三两　大枣十二枚，擘

上六味，以水八升，煮取三升，去滓，温服一升，小便利则愈。㊟本云桂枝汤，今去桂枝，加茯苓、白术。

（029）伤寒，脉浮，自汗出，小便数，心烦，微恶寒，脚挛急，反与桂枝汤[①]。㊟欲攻其表，此误也。[经]得之便厥，咽中干躁[②]，吐逆者，作甘草干姜汤与之。以复其阳。若厥愈，足温者，更作芍药甘草汤与之[③]。若胃气不和，谵语者，小[④]与调胃承气汤。若重发汗，复加烧针得之[⑤]者，回逆汤[⑥]主之。

**甘草干姜汤方**

甘草四两，炙　干姜二两

上二味，以水三升，煮取一升五合，去滓，分温

① 桂枝汤：宋本作“桂枝”。
② 咽中干躁：宋本作“咽中干，烦躁”。
③ 更作芍药甘草汤与之：宋本后有“其脚即伸”。
④ 小：宋本作“少”。
⑤ 得之：宋本无此二字。
⑥ 回逆汤：宋本作“四逆汤”。茯苓四逆汤、四逆散、通脉四逆汤等方中“四”字，康平本均作“回”字。方以“回逆”命名，突出其恢复四肢厥逆的功效，与建中汤、泻心汤、理中汤等方命名法则一致。

再服。

（030）问曰：证象阳旦，按法治之而增剧，厥逆，咽中干燥，两胫拘急而谵语。师曰：言夜半手足当温，两脚当伸，后如师言。何以知之？答曰：寸口脉浮而大，浮为风，大为虚；风则生微热，虚则两胫挛，病形象桂枝，因加附子参其间，增桂令汗出，附子温经，亡阳故也。厥逆，咽中干，烦躁，阳明内结，谵语烦乱，更饮甘草干姜汤，夜半阳气还，两足当热，胫尚微拘急，重与芍药甘草汤，尔乃胫伸，以承气汤微溏，则止其谵语，故知病可愈。

# 辨大阳病[1]

（031）大阳病，项背强几几，无汗，恶风，葛根汤主之。

葛根四两　麻黄三两，去节　桂枝二两，去皮　生姜三两，切　甘草二两，炙　芍药二两　大枣十二枚，擘

上七味，以水一斗，先煮麻黄、葛根，减二升，去白沫，内诸药，煮取三升，去滓，温服一升。覆取似汗，余如桂枝法将息及禁忌。㊟诸汤药皆仿之。

（032）大阳与阳明合病者，必自下利，葛根汤主之。

（033）大阳与阳明合病，不下利，但呕者，葛根加半夏汤主之。

葛根四两　麻黄三两，去节　甘草二两，炙　芍药二

① 辨大阳病：宋本作“辨太阳病脉证并治中第六”，下有小字“合六十六法，方三十九首，并见太阳阳明合病法”，正文前列有子目 66 条（即小字所言“六十六法”）。

两　桂枝二两，去皮　生姜二两，切　半夏半升，洗　大枣十二枚，擘

上八味，以水一斗，先煮葛根、麻黄，减二升，去白沫，内诸药，煮取三升，去滓，温服一升。覆取微似汗。

（034）大阳病，桂枝证，医反下之，利遂不止，脉促者，表不解也。喘而汗出者，葛根黄连黄芩汤[①]主之。

葛根半斤　甘草二两，炙　黄芩三两　黄连三两

上四味，以水八升，先煮葛根，减二升，内诸药，煮取二升，去滓，分温再服。

（035）大阳病，头痛发热，身疼，腰痛，骨节疼痛，恶风无汗而喘者，麻黄汤主之。

麻黄三两，去节　桂枝二两，去皮　甘草一两，炙　杏仁七十个，去皮尖

上四味，以水九升，先煮麻黄，减二升，去上沫，内诸药，煮取二升半，去滓，温服八合。覆取微似汗，不须啜粥，余如桂枝法将息。

（036）大阳与阳明合病，喘而胸满者，不可下，宜麻黄汤。

① 葛根黄连黄芩汤：宋本作“葛根黄芩黄连汤”。

（037）大阳病，十日以去，脉浮细而嗜卧者，外已解也。设胸满胁痛者，与小柴胡汤。脉但浮者，与麻黄汤。

（038）大阳中风，脉浮紧，发热恶寒，身疼痛，不汗出而烦燥[1]者，大青龙汤主之。若脉微弱，汗出恶风者，不可服之。服之则厥逆，此为逆也。筋惕[2]肉瞤。

**大青龙汤方**

麻黄六两，去节　桂枝二两，去皮　甘草二两，炙　杏仁四十枚，去皮尖　生姜三两，切　大枣十枚，擘　石膏鸡子大，碎

上七味，以水九升，先煮麻黄，减二升，去上沫，内诸药，煮取三升，去滓，温服一升，取微似汗。㊟汗出多者，温粉扑[3]之。□[4]一服汗者，停后服。㊟若复服，汗多亡阳遂虚，恶风，烦躁不得眠也。

（039）伤寒脉浮缓，身不疼，但重，乍有轻时[5]，

① 烦燥：宋本作“烦躁”。
② 惕：《仲景全书·注解伤寒论》中“惕”作“惕”。“惕”者，动也，与“瞤”字之义相应。
③ 扑：宋本作“粉”。
④ □：宋本此处亦无文字。
⑤ 乍有轻时：宋本后有“无少阴证者”五字。

大青龙汤主[1]之。

（040）伤寒表不解，心下有水气，干呕，发热而咳，或渴，或利，或噎，小便不利，小腹满[2]，或喘者，小青龙汤主之。

麻黄去节　芍药　细辛　干姜　甘草炙　桂枝去皮，各三两　五味子半升　半夏半升，洗

上八味，以水一斗，先煮麻黄，减二升，去上沫，内诸药，煮取三升，去滓，温服一升。

若渴者，去半夏，加栝蒌根三两；若微利，去麻黄，加荛花如一鸡子熬令赤色；若噎者，去麻黄，加附子一枚炮；若小便不利，少腹满者，去麻黄，加茯苓四两；若喘者，去麻黄，加杏仁半升去皮尖。㊟且荛花不治利，麻黄主喘，今此语反之，疑非仲景意。

（041）伤寒，心下有水气，咳而微喘，发热不渴，服汤已，渴者，此寒去欲解也。小青龙汤主之。

（042）大阳病，外证未解，脉浮弱者，当以汗解，宜桂枝汤。

---

① 大青龙汤主之：宋本作“大青龙汤发之”。有注家因此结合《金匮要略》“病溢饮者，当发其汗，大青龙汤主之”，认为“发之”是发越溢饮之邪。

② 小便不利，小腹满：宋本作“或小便不利，少腹满”。

（043）大阳病，下之微喘者，表未解故也，桂枝加厚朴杏子汤主之。

桂枝三两，去皮　甘草二两，炙　生姜三两，切　芍药三两　大枣十二枚，擘　厚朴二两，炙，去皮　杏仁五十枚，去皮尖

上七味，以水七升，微火煮取三升，去滓，温服一升。覆取微似汗。

（044）大阳病，外证未解，不可下，下之为逆。欲解外者，宜桂枝汤。

（045）大阳病，先发汗不解，而复下之，脉浮者不愈。浮为在外，而反下之，故令不愈。今脉浮，故在外，当须解外则愈，宜桂枝汤。

（046）大阳病，脉浮紧，无汗，发热，身疼痛，八九日不解，表证仍在。㊟此当发其汗，服药已，微除也。经其人发烦，目瞑，剧者必衄。衄乃愈。所以然者，阳气重故也。麻黄汤主之。

（047）大阳病，脉浮紧，发热，身无汗，自衄者，愈。

（048）二阳并病，大阳初得病时，发其汗，汗先出不彻，因转属阳明，续自微汗出，不恶寒。㊟太阳病证不罢者，不可下，之为逆[1]。注[2]如此可以小发汗。设面色

① 之为逆：宋本作“下之为逆”。

② 注：疑为“经”之误。

**缘缘正赤者，阳气拂郁**在表，当解之熏之。㊟若发汗不彻，不足[1]，阳气拂郁。经**不得越，**㊟当汗不汗，其人躁烦。○不知痛处，乍在腹中，乍○四肢，按之不可得。经**其人短气，但坐，**以汗出不彻故也。**更发汗则愈。**㊟何以知汗出不彻？以脉涩故知也。经**若**阙文[2]。

（049）脉浮数者，法当汗出而解。若下之，身重，心悸者，不可发汗，当自汗出乃解。所以然者，尺中脉微，此里虚，须表里实，津液自和，便自汗出愈。

（050）脉浮紧者，法当身疼痛，宜以汗解之。假令尺中迟者，不可发汗。何以知然？以荣气不足，血少故也。

（051）脉浮者，病在表，可发汗，宜麻黄汤。（052）脉浮而数者，可发汗，宜麻黄汤。[3]

（053）病常自汗出者，此为荣气和。荣气和者，外不谐，以卫气不共荣气谐和故尔。以荣行脉中，卫行脉外，复发其汗，荣卫和则愈，宜桂枝汤。

① 不足：宋本作“不足言”。

② 若阙文：宋本无此三字。

③ 脉浮者……宜麻黄汤：宋本作2条，康平本并为1条。不仅强调“脉浮”是应用麻黄汤的主要指征，而且申明“脉浮”兼“数”，虽有化热之势，但病机关键仍是风寒闭郁，故“可发汗”，治宜麻黄汤加减。

(054) 病人藏无他病，时发热，自汗出而不愈者，此卫气不和也。先其时发汗则愈，宜桂枝汤。

**(055) 伤寒脉浮紧，不发汗，因到[1]致衄者，麻黄汤主之。**

(056) 伤寒不大便六七日，头痛在[2]热者，与承气汤。其小便清者，知不在里，仍在表也，当须发汗。若头痛者，必衄，宜桂枝汤。

(057) 伤寒发汗已解，半日许复烦，脉浮数者，可更发汗，宜桂枝汤。

(058) 凡病若发汗，若吐，若下，若亡津液[3]，如此者，阴阳自和则必自愈。

(062) 发汗后，身疼痛，脉沉迟者，桂枝加芍药生姜各一两人参三两新加汤主之。[4]

(063) 发汗后，喘家[5]不可更行桂枝汤。汗出而

---

① 到：宋本作“致”。疑形近而误。

② 在：宋本作“有”。

③ 若亡津液：宋本作“若亡血亡津液”。

④ 发汗后……桂枝加芍药生姜各一两人参三两新加汤主之：宋本此条下有桂枝新加汤药物组成及煎服法：桂枝三两，去皮；芍药四两；甘草二两，炙；人参三两；大枣十二枚，擘；生姜四两。上六味，以水一斗二升，煮取三升，去滓，温服一升。本云桂枝汤，今加芍药、生姜、人参。

⑤ 喘家：宋本无此二字。

喘，无大热者，可与麻黄杏仁甘草石膏汤。

麻黄四两，去节　杏仁五十个，去皮　甘草二两，炙　石膏半斤，碎，绵裹

上四味，以水七升，煮麻黄，减二升，去上沫，内诸药，煮取二升，去滓，温服一升。

（064）发汗过多，其人叉手自冒心，心下悸，欲得按者，桂枝甘草汤主之。

桂枝四两，去皮　甘草二两，炙

上二味，以水三升，煮取一升，去滓，顿服。

（065）发汗后，其人脐下悸者，欲作奔豚，茯苓桂枝甘草大枣汤主之。

茯苓半斤　桂枝四两，去皮　甘草二两，炙　大枣十五枚，擘

上四味，以甘烂[1]水一斗，先煮茯苓减二升，内诸药，煮取三升，去滓，温服一升，日三服。

作甘烂水法：取水二斗，置大盆内，以杓扬之，水上珠子五六千颗相逐，取用之。

（066）发汗后，腹胀满者，厚朴生姜半夏甘草人参汤主之。

① 烂：宋本作“澜”。

厚朴半斤，去皮　生姜半斤，切　半夏半升，洗　甘草二两　人参一两

上五味，以水一斗，煮取三升，去滓，温服一升，日三服。

（067）伤寒若吐、若下后，心下逆满，气上冲胸，起则头眩，脉沉紧，发汗则动经，身为振振摇者，茯苓桂枝白术甘草汤主之。（068）发汗，病不解，反恶寒者，虚故也。芍药甘草附子汤主之。（069）发汗，若下之，病仍不解，烦燥[1]者，茯苓回逆汤主之。（070）发汗后，恶寒者，虚故也；不恶寒，但热者，实也。当和胃气，与调胃承气汤。[2]

**茯苓桂枝甘草汤方**

茯苓四两　桂枝三两，去皮　白术　甘草各二两，炙

上四味，以水六升，煮取三升，去滓，分温三服。

**芍药甘草附子汤**

芍药　甘草各三两，炙　附子一枚，炮，去皮，破八片

上三味，以水五升，煮取一升五合，去滓，分温三服。

---

① 烦燥：宋本作“烦躁”。

② 伤寒若吐、若下后……与调胃承气汤：宋本按方证分作4条，方药组成分别载于相应条文下。4条合看，伤寒汗下之后，或脾虚水停，或阴阳两虚，或化燥成实，强化了辨证论治思维。

**茯苓回逆汤方**

茯苓四两　人参一两　附子一枚，生用，去皮，破八片　甘草二两，炙　干姜一两

上五味，以水五升，煮取三升，去滓，温服七合，日三服。

**调胃承气汤方**

芒硝半升　甘草[1]，炙　大黄四两，去皮，清酒洗

上三味，以水三升，煮取一升，去滓，内芒硝，更煮一两沸，顿服。㊟加减方：疑非仲景方[2]。

（071）大阳病，发汗后，大汗出，胃中干，燥烦不得眠，欲得饮水者，少少与饮之，令胃气和则愈。若脉浮，小便不利，微热消渴者，五苓散主之。

（072）发汗已，脉浮数，烦渴者，五苓散主之。

猪苓十八铢，去皮　泽泻一两六铢　白术十八铢　茯苓十八铢　桂枝半两，去皮

上五味，捣为散，以白饮和服方寸匕，日三服，多饮暖水，汗出愈。如法将息。

（073）伤寒，汗出而渴者，五苓散主之；小渴[3]者，茯苓甘草汤主之。

---

① 甘草：宋本后有“二两”。

② 加减方疑非仲景方：宋本无此句。

③ 小渴：宋本作“不渴”。

茯苓二两　桂枝二两，去皮　甘草一两，炙　生姜三两，切

上四味，以水四升，煮取二升，去滓，分温三服。

（074）中风发热，六七日不解而烦渴，有表里证。欲饮水，水入口吐者，名曰水逆。五苓散主之。

未持脉时，病人叉手自冒心，师因教试令咳而不咳者，此必两□[1]聋无闻也。所以然者，重以发汗，虚故也。

（075）发汗后，饮水多必喘，以水灌之亦喘。[2]

（076）发汗后，水药不得入口，为逆。若更发汗，必吐下不止。发汗吐下后，虚烦不得眠，若剧者，必反复颠倒，心中懊憹，栀子豉汤主之。若少气者，栀子甘草豉汤主之；若呕者，栀子生姜豉汤主之。

**栀子豉汤方**

栀子十四个，擘　香豉四合，绵裹

上二味，以水四升，先煮栀子，得二升半，内豉，煮取一升半，去滓，分为二服，温进一服。得吐者，止后服。

---

① □：宋本作“耳”。

② 发汗后，饮水多必喘，以水灌之亦喘：宋本将此条与上条并为一条。详看其内容，上条论发汗后心肾阳虚致耳聋变证，本条论汗后饮水多或以水灌之作喘。其内容相关度不高，分作两条更为妥当。

### 栀子甘草豉汤方

栀子十四枚，擘　甘草二两，炙　香豉四合，绵裹

上三味，以水四升，先煮栀子、甘草，取二升半，内豉，煮取一升半，去滓，分二服，温进一服。得吐者，止后服。

### 栀子生姜豉汤方

栀子十四个，擘　生姜五两　香豉四合，绵裹

上三味，以水四升，先煮栀子、生姜，取二升半，内豉，煮取一升半，去滓，分二服，温进一服。得吐者，止后服。

（077）发汗，若下之，而烦热胸中窒者，栀子豉汤主之。

（078）伤寒五六日，大下之后，身热不去，心中结痛者，未欲解也，栀子豉汤主之。

（079）伤寒下后，心烦腹满，卧起不安者，栀子厚朴汤主之。

栀子十四个，擘　厚朴四两，去皮　枳实四枚，浸水，炙令黄

上三味，以水三升半，煮取一升半，去滓，分二服，温进一服。得吐者，止后服。

（080）伤寒，医以丸药大下之，身热不去，微烦

者，栀子干姜汤主之。（059）大下之后，复发汗，亡津。小便不利者，勿治之。得小便利，必自愈。（060）下之后，复发汗，必振寒，脉微细。㊟所以然者，以内外俱虚故也。（061）经下之后，发汗，昼日烦燥不得眠，夜而安静，不呕，不渴，无表证，脉沉微，身无大热者，干姜附子汤主之。[①]

**栀子干姜汤方**

栀子十四个，擘　干姜一两

上二味，以水三升半，煮取一升半，去滓，分二服，温进一服。得吐者，止后服。

（081）凡用栀子汤，病人旧微溏者，不可与服之。

**干姜附子汤方**

干姜一两　附子一枚，生用，去皮，切八片

上二味，以水三升，煮取一升，去滓，顿服。

（082）大阳病发汗，汗出不解，其人仍发热，心

① 伤寒，医以丸药大下之……干姜附子汤主之：宋本按方证分作4条，方药组成分别载于相应条文下。4条合看，均论伤寒下后，或上热下寒，或阴阳自和而愈，或阴阳两虚，或阳虚寒遏，对比发明，强化辨证论治思维。

下悸，头眩，身瞤动，振振欲擗地者，玄武汤[1]主之。

（083）咽喉干燥者，不可发汗。

（084）淋家，不可发汗，发汗必便血。

（085）疮家，虽身疼痛，不可发汗，汗出则痓。

（086）衄家，不可发汗，汗出则必额上陷脉急紧，直视不能目眴，不得眠。

（087）亡血家，不可发汗，发汗则寒栗而振。

（088）汗家，重发汗，必恍惚心乱，小便已阴疼，与禹余粮丸[2]。

（089）病人有寒，复发汗，胃中冷，吐蛔。

（090）本发汗，而复下之，此为逆也；若先发汗，治不为逆。本先下之，而反汗之，此为逆；若先下之，治不为逆。

**（091）伤寒，医下之，续得下利，清谷不止，身疼痛者，急当救里；后身疼痛，清便自调者，急当可救表。救里宜回逆汤，救表宜桂枝汤。**

（092）病发热头痛，脉反沉者，□□[3]若不差，身

① 玄武汤：宋本作“真武汤”。宋人避始祖赵玄朗讳改“玄”为“元”或“真”（见陈垣《史讳举例》卷八）。康平本不避“玄”字，可证康平本或未经宋人校正。

② 禹余粮丸：宋本后有“方本阙”三字。

③ □□：宋本此处亦无文字。

体疼痛，当救其里。宜回逆汤[①]。

大阳病，先下而不愈，因后发汗[②]，其人因致冒。

（093）冒家汗出自愈。所以然者，汗出表和故也。里未和，然后复下之。[③]

（094）大阳病未解，脉阴阳俱停，下之[④]必先振栗汗出而解。㊟但阳脉微者，汗出而解；但阴脉微者，下之而解。经若欲下之，宜调胃承气汤。

（095）大阳病，发热汗出者，此荣弱卫强，故使汗出。欲救邪风者，宜桂枝汤。

（096）伤寒五六日中风，往来寒热，胸胁苦满，默默不欲饮食，心烦喜呕，或胁中烦而不呕[⑤]，或渴，或腹中痛，或胸下痞硬[⑥]，或心下悸、小便不利，或不渴、身有微热，或咳者，小柴胡汤主之。

柴胡半斤　黄芩三两　人参三两　半夏半升，洗　甘草炙　生姜切，各三两　大枣十二枚，擘

① 宜回逆汤：宋本作“四逆汤方”，且此条文下有四逆汤药物组成及煎服法。

② 因后发汗：宋本作“因复发汗，以此表里俱虚”。

③ 冒家汗出自愈……然后复下之：宋本此条与上条并为一条。康平本分为两条，论汗下失序而致冒，其证有虚实之分，既有表邪又有里结，如此对比，凸显辨证论治精神。

④ 下之：宋本无此二字。

⑤ 胁中烦而不呕：宋本作“胸中烦而不呕”。

⑥ 胸下痞硬：宋本作“胁下痞硬”。

上七味，以水一斗二升，煮取六升，去滓，再煮，取三升，温服一升，日三服。

若胸中烦而不呕者，去半夏、人参，加栝楼实一枚；若渴者，去半夏，加人参合前成四两半，加栝楼根四两；若腹中痛者，去黄芩，加芍药三两；若胸下痞硬[①]，去大枣，加牡蛎四两；若心下悸，小便不利者，去黄芩，加茯苓四两；若不渴、外有微热者，去人参，加桂枝三两，温覆微汗愈；若咳者，去人参、大枣、生姜，加五味子半升，干姜二两。

（097）血弱气尽，腠理开，邪气因入，与正气相抟，结于胸下[②]。正邪分争，往来寒热，休作有时，嘿嘿不欲饮食，藏府相违[③]，其病必下，邪高病下，[④]故使呕也。小柴胡汤主之。

服柴胡汤已，渴者，属阳明，以法治之。

得病六七日，脉迟浮弱，恶风寒，手足温。医二三下之，不能食，而胁下满痛，面目及身黄，颈项强，小便黄[⑤]者，与柴胡汤，后必下重。

① 胸下痞硬：宋本作“胁下痞硬”。

② 结于胸下：宋本作“结于胁下”。

③ 违：宋本作“连”。

④ 其病必下，邪高病下：宋本作“其痛必下，邪高痛下”。

⑤ 小便黄：宋本作“小便难”。

（098）本渴饮水而呕者，柴胡汤不中与也，食谷者哕。[①]

（099）伤寒四五日，身热恶风，颈项强，胁下满，手足温而渴者，小柴胡汤主之。

（100）伤寒，阳脉涩，阴脉弦，法当腹中急痛。□□[②]先与小建中汤。不差者，小柴胡汤主之。

**小建中汤方**

桂枝三两，去皮　甘草二两，炙　大枣十二枚，擘　芍药六两　生姜三两，切　胶饴一升

上六味，以水七升，煮取三升，去滓，内饴，更上微火消解，温服一升，日三服。

呕家不可用建中汤，以甜故也。[③]

伤寒中风，有柴胡证，但见一证便是，不必悉具。

（101）凡柴胡汤病证而下之，若柴胡证不罢者，

---

① 本渴饮水而呕者……食谷者哕：宋本此条与上条并为一条。康平本分为两条，皆论小柴胡汤禁例。

② □□：宋本此处亦无文字。

③ 呕家不可用建中汤，以甜故也：宋本此条在“日三服”下，未另起一行。康平本别作一条，与“若酒客病，不可与桂枝汤，得汤则呕，酒客不喜甘故也”遥相呼应，可作小建中汤之禁例。

复与柴胡汤，必蒸蒸而振，却复发热汗出而解。[1]

（102）伤寒二三日，心中悸而烦者，小建中汤主之。

（103）大阳病过经十余日，反二三下之，后四五日，柴胡证仍在者，先与小柴胡汤。呕不止，心下急[2]，郁郁微烦者，为未解也，与大柴胡汤，下之则愈。

柴胡半斤　黄芩三两　芍药三两　半夏半升，洗　生姜五两，切　枳实四枚，炙　大枣十二枚，擘

上七味，以水一斗二升，煮取六升，去滓再煎，温服一升，日三服。㊟一方加大黄二两，若不加，恐不为大柴胡汤。

（104）伤寒十三日不解，胸胁满而呕，日晡所发潮热，已而微利，㊟此本柴胡，下之而不得利，今反利者，知医以丸药下之，非其治也。潮热者，实也。[经]先宜服小柴胡汤以解外，后以柴胡加芒硝汤主之。

柴胡二两十六铢　黄芩一两　人参二两[3]　甘草一两，

① 凡柴胡汤病证而下之……却复发热汗出而解：宋本此条与上条并为一条。康平本分为两条，上条以小柴胡汤为例，论经方辨方证，重在抓主症、辨病机；本条论小柴胡汤误治下而病证未变者，可复与小柴胡汤，可战汗作解。

② 心下急：宋本后有小字“一云，呕止小安”。

③ 二两：宋本作“一两”。

炙　生姜一两，切　半夏二十铢，洗，本云五枚　大枣四枚，擘　芒硝二两

上八味，以水四升，煮取二升，去滓，内芒硝，更煎微沸，分温再服。㊟不解更作。

伤寒十三日不解，过经。时谵语者，以有热也，当以汤下之。

（105）若小便利者，大便当硬，而反下利，脉调和者，知医以丸药下之，非其治也。若自下利者，脉当微厥，今反和者，此为内实也，调胃承气汤主之。[①]

（106）大阳病不解，热结膀胱，其人如狂，血自下。血自下者愈。其外不解者，尚未可攻，当先解其外；外解已，但小腹[②]急结者，乃可攻之，宜桃核承气汤[③]。

桃仁五十个，去皮尖　大黄四两　桂枝二两，去皮　甘草二两，炙　芒硝二两

上五味，以水七升，煮取二升半，去滓，内芒硝，更上火，微沸下火，先食温服五合，日三服。㊟当微利。

（107）伤寒八九日，下之，胸满烦惊，小便不利，

① 若小便利者……调胃承气汤主之：康平本此条为十四字文，论“内实”者，可用调胃承气汤泄热下实，可视为上条十五字文的注释。宋本此条与上条并为一条。

② 小腹：宋本作“少腹”。

③ 桃核承气汤：宋本后有小字“后云，解外宜桂枝汤”。

谵语，一身尽重，不可转侧者，柴胡加龙骨牡蛎汤主之。㊟本云柴胡汤，今加龙骨等。[1]

**又方**

柴胡四两　龙骨　黄芩　生姜切　铅丹　人参　桂枝　茯苓各一两半　半夏二合半，洗　大黄二两　牡蛎一两半　大枣六枚，擘

上十二味，以水八升，煮取四升，内大黄，切如棋子，更煮一两沸，去滓，温服一升。

（108）伤寒，腹满谵语，寸口脉浮而紧，此肝乘脾也，名曰纵，刺期门。

（109）伤寒发热，啬啬恶寒，大渴欲饮水，其腹必满，自汗出，小便利，其病欲解，此肝乘肺也，名曰横，刺期门。

（110）大阳病二日，反躁，反熨背而大汗出，大热入胃，胃中水竭，躁烦，必发谵语。㊟十余日振栗自下利者，此为欲解。经故其发汗，从腰以下不得汗，欲小便不得，反呕，欲失溲，足下恶风，大便硬。㊟小便当数，而反不数，及不多。经大便已，头卓然而痛，其人足心必热。谷气下流故也。

① 本云柴胡汤，今加龙骨等：宋本此段文字位于下方药物煎服法末尾。

（111）大阳病中风，以火劫发汗，邪风被火热，血气流溢，失其常度，两相熏灼。其身必发黄。注阳盛则欲衄，阴虚则小便硬[1]。阴阳俱虚竭，身体则枯燥。经但头汗出，剂颈而还，腹满微喘，口干咽烂，或不大便，久则谵语，甚者至哕，手足躁扰，捻衣摸床。注小便利者，其人可治。

（112）伤寒脉浮，医以火迫劫之亡阳，必惊狂，卧起不安者，桂枝去芍药加蜀漆牡蛎龙骨救逆汤主之。

桂枝三两，去皮　甘草二两，炙　生姜三两，切　大枣十二枚，擘　牡蛎五两，熬　蜀漆三两，洗去腥　龙骨四两

上七味，以水一斗二升，先煮蜀漆，减二升，内诸药，煮取三升，去滓，温服一升。注本云桂枝汤，今去芍药，加蜀漆、牡蛎、龙骨。

（113）形作伤寒，其脉不弦坚[2]而弱弱者发热[3]。弱者必渴。被火必谵语。弱者发热，脉浮者，解之当汗出愈。

（114）大阳病，以火熏之，不得汗，其人必躁，到经不解，必清血，名为火邪。

---

① 阴虚则小便硬：宋本作“阴虚小便难”。

② 坚：宋本作“紧”。康平本不避隋文帝“杨坚”讳。此为其系隋前古本之一证。

③ 弱者发热：宋本无此四字。

（115）火邪[1]，脉浮热甚，而反灸[2]之，因火而动[3]，必咽燥吐血。

微数之脉，慎不可灸，因火为邪，则为烦逆，追虚追实，血散脉中，火气虽微，内攻有力，焦骨伤筋，血难复也。

（116）脉浮，宜以汗解，用火灸之，邪无从出，因火而盛，病从腰以下必重而痹。火逆之也。欲自解者，必当先烦，乃有汗而解。㊟何以知之？脉浮，知汗出解。[4]

（117）烧针令其汗，针处被寒，核起而赤者，必发奔豚。气从小腹上冲心者。灸其核上各一壮，与桂枝加桂汤。㊟更加桂枝二两也。本云桂枝汤，今加桂五两，所以加桂者，以能泄奔豚气也。[5]

（118）火逆下之，因烧针烦燥[6]者，桂枝甘草龙骨牡蛎汤主之。

桂枝一两，去皮　甘草二两，炙　牡蛎二两，熬　龙骨二两

---

① 火邪：宋本无此二字。

② 灸：底本作“炙”，据宋本改，余处同。属形近而误。

③ 因火而动：宋本前有“此为实，实以虚治”七字。

④ 脉浮，宜以汗解……脉浮故知汗出解：宋本此条与上条并为一条。康平本分为两条，皆论火逆变证。

⑤ 本云……奔豚气也：宋本在此段文字上方有桂枝加桂汤药物组成及煎服法。“五两”宋本作“满五两”。

⑥ 烦燥：宋本作“烦躁”。

上四味，以水五升，煮取二升半，去滓，温服八合，日三服。

（119）大阳伤寒者，加温针必惊也。

大阳病，当恶寒发热，今自汗出，反不恶寒、不发热，关上脉细数者，以医吐之过也。此为小逆。

（120）一二日吐之者，腹中饥，口不能食；三四日吐之者，不喜糜粥，欲冷食，朝食夕吐。以医吐之所致也。①

（121）大阳病吐之，但大阳病当恶寒，今反不恶寒，不欲近衣，此为吐之内烦也。

（122）病人脉数，数为热，当消谷引食，而反吐者，此以发汗，令阳气微，膈气虚，脉乃数也。数为客热，不能消谷，以胃中虚冷，故吐也。

（123）大阳病过经十余日，心下温温欲吐而胸中痛，大便反溏，腹微满，郁郁微烦。先此时自极吐下者，与调胃承气汤。㊟若不尔者，不可与。○但欲呕，胸中痛，微溏者，此非柴胡汤证，以呕故知极吐也。

（124）大阳病，六七日表证仍在，脉微而沉，反

① 一二日吐之者……以医吐之所致也：宋本此条与上条并为一条。康平本此条为十四字文，与下两条并列，共论太阳病误吐的变证，可视为上条十五字文的注释。

不结胸，其人发狂者，以热在下焦，小腹[1]当硬满，小便自利者，下血乃愈。㊟所以然者，以大阳随症[2]，瘀热在里故也。经抵当汤主之。

水蛭熬　虻虫各三十个，去翅足，熬　桃仁二十个，去皮尖　大黄三两，酒洗

上四味，以水五升，煮取三升，去滓，温服一升。不下更服。

（125）大阳病，身黄，脉沉结，小腹硬，小便不利者，为无血也。小便自利，其人如狂者，血证谛也。抵当汤主之。

（126）伤寒有热，小腹满，应小便不利，今反利者，为有血也。当可下之，不可余药。宜抵当丸。

水蛭二十个，熬　虻虫二十个，去翅足，熬　桃仁二十五个，去皮尖　大黄三两

上四味，捣分四丸，以水一升，煮一丸，取七合服之，晬时当下血。若不下者更服。

（127）大阳病，小便利者，以饮水多，必心下悸；小便少者，必苦里急也。

① 小腹：宋本作“少腹”。

② 症：宋本作“经”。

# 辨大阳病　结胸[①]

（128）问曰：病有结胸，有藏结，其状如何？答曰：按之痛，寸脉浮，关脉沉，名曰结胸也。（129）何谓藏结？答曰：如结胸状，饮食如故，时时下利，寸脉浮，关脉小细沉紧，名曰藏结。舌上白胎滑者，难治。[②]

（130）藏结无阳症，不往来寒热，其人反静，舌上胎滑者，不可攻也。

病发于阳，而反下之，热入因作结胸。

病发于阴，而反下之，因作痞也。

所以成结胸者，以下之太早故也。

---

① 辨大阳病　结胸：宋本作“辨太阳病脉证并治下第七”，下有小字“合三十九法，方三十首，并见太阳少阳合病法”，正文前列有子目 39 条（即小字所言“三十九法”）。

② 问曰……舌上白胎滑者，难治：宋本从“何谓藏结”处另作一条。本条既以“病有结胸，有脏结，其状何如”总括，下文自然应逐一列出结胸、脏结脉症。故康平本并作一条，语义更明。

（131）结胸者，项亦强，如柔痉状，下之则和，宜大陷胸丸。[1]

（132）结胸证，其脉浮大者，不可下，下之则死。[2]（133）结胸证悉具，烦燥[3]者亦死。

（134）太阳病，脉浮而动数，注浮则为风，数则为热，动则为痛，数则为虚。经头痛发热，微盗汗出，而反恶寒者，表未解也。医反下之，动数变迟，胁内拒痛[4]，短气躁烦，心中懊侬，阳气内陷，心下因硬，则为结胸，大陷胸汤主之。若不大结胸，但头汗出，余处无汗，剂颈而还，小便不利，身必发黄也，宜大陷胸丸[5]。

**大陷胸汤方**

大黄六两，去皮　芒硝一升　甘遂一钱匕

上三味，以水六升，先煮大黄，取二升，去滓，

---

① 结胸者……宜大陷胸丸：宋本将本条与上三条并作一条。康平本分作四条，分别论误下致结胸、痞证及大陷胸丸证治，语义更明。

② 结胸证……下之则死：康平本将此条与下条并作一条，对照来看，强调结胸不可下之过早，亦不可待“悉具”才行攻下，提示医者治病当辨证识机，当下则下，避免因失治而贻误病情。

③ 烦燥：宋本作“烦躁”。

④ 胁内拒痛：宋本作“膈内拒痛”，下有“胃中空虚，客气动膈”八字。

⑤ 身必发黄也，宜大陷胸丸：宋本作“身必发黄”。

内芒硝，煮一两沸，内甘遂末，温服一升。得快利，止后服。

**大陷胸丸方**[①]

大黄半斤　葶苈子半升，熬　芒硝半升　杏仁半升，去皮尖，熬黑

上四味，捣筛二味，内杏仁、芒硝，合研如脂，和散，取如弹丸一枚，别捣甘遂末一钱匕，白蜜二合，水二升，煮取一升，温顿服之，一宿乃下，如不下，更服，取下为效，禁如药法。

（135）伤寒六七日，结胸热实，脉沉而紧，心下痛，按之石硬者，大陷胸汤主之。

（136）伤寒十余日，热结在里，复往来寒热者，与大柴胡汤；但结胸，无大热，无大热者，此为水结在胸胁也。但头微汗出者，大陷胸汤主之。

（137）大阳病，重发汗而复下之，不大便五六日，舌上燥而渴，日晡所小有潮热，发心胸大烦[②]，从心下至少腹硬满而痛不可近者，大陷胸汤主之。（138）少

① 大陷胸丸方：大陷胸丸药物组成及煎服法，宋本位于“结胸者，项亦强，如柔痉状，下之则和，宜大陷胸丸”条下。

② 发心胸大烦：宋本无此五字，但有小注云“一云日晡所发，心胸大烦”。

结胸者[1]，正在心下，按之则痛，脉浮滑者，小陷胸汤主之。

黄连一两　半夏半升，洗　栝蒌实大者一枚

上三味，以水六升，先煮栝蒌实，取三升，去滓，内诸药，煮取二升，去滓，分温三服。

（139）大阳病二三日，不能卧，但欲起，心下必结，脉微弱者，此本有寒饮[2]也。反下之，若利止，必作结胸；未止者，四五日复下之，此作协热利也。

大阳病下之，其脉促，不结胸者，此为欲解也。□□□□□□[3]。

（140）脉浮者，必结胸。脉紧者，必咽痛。脉弦者，必两胁拘急。脉细数者，头痛未止。脉沉紧者，必欲呕。脉沉滑者，协热利。脉浮滑者，必下血。[4]

（141）病在阳，应以汗解之，反以冷水潠之，若灌之，其热被劫不得去，弥更益烦，肉上粟起，意欲饮

① 少结胸者：宋本作“小结胸病”。

② 寒饮：宋本作“寒分”。

③ □□□□□□：宋本此处亦无文字。

④ 脉浮者，必结胸……脉浮滑者，必下血：宋本此条与上条并为一条。康平本此条为十四字文，可视为上条十五字文的补充。此条论表证误下变证百出，但临床应脉症合参辨之，不可拘泥“必”字。

水，反少渴[1]者，服文蛤散；若不差者，与五苓散。寒实结胸，无热证者，与三物小陷胸汤。㊟白散亦可服。[2]

**文蛤散**

文蛤五两

上一味为散，以沸汤和一方寸匕服，汤用五合。

**白散**

桔梗三分　巴豆一分，去皮尖，熬黑，研如脂　贝母三分

上三味为散，内巴豆，更于臼中杵之，以白饮和服，强人半钱匕，羸者减之。病在膈上必吐，在膈下必利，不利进热粥一杯，利过不止，进冷粥一杯。

**五苓散**[3]

身热皮粟不解，欲引衣自覆者，若以水潠之、洗之，益令热劫不得出，当汗而不汗则烦。假令汗出已，腹中痛，与芍药三两如上法。

（142）太阳与少阳并病，头项强痛，或眩冒，时如结胸，心下痞硬者，当刺大椎第一间、肺俞、肝俞，慎不可发汗，发汗则谵语，脉弦。五日谵语不止，当刺期门。

---

① 少渴：宋本作“不渴”。

② 白散亦可服：宋本后有“一云与三物小白散”八字。

③ 五苓散：宋本有五苓散药物组成及煎服法，且位于“白散”上方。

（143）妇人中风，发热恶寒，经水适来，得之七八日，热除而脉迟身凉。胸胁下满，如结胸状，谵语者，此为热入血室也，当刺期门，随其实而取之。

（144）妇人中风，七八日续得寒热，发作有时，经水适断者，此为热入血室。其血必结，故使如疟状，发作有时，小柴胡汤主之。

（145）妇人伤寒，发热，经水适来，昼日明了，暮则谵语，如见鬼状者，此为热入血室。无犯胃气及上二焦，必自愈。

（146）伤寒六七日，发热，微恶寒，支节烦疼，微呕，心下支结，外证未去者，柴胡桂枝汤主之。

桂枝去皮[1]　黄芩一两半　人参一两半　甘草一两，炙　半夏二合半，洗　芍药一两半　大枣六枚，擘　生姜一两半，切　柴胡四两

上九味，以水七升，煮取三升，去滓，温服一升。

㊟本云人参汤，作如桂枝法，加半夏、柴胡、黄芩，复如柴胡法，今用人参作各半剂。

（147）伤寒五六日，已发汗而复下之，胸胁满微结，小便不利，渴而不呕，但头汗出，往来寒热，心烦者，此为未解也。柴胡桂枝干姜汤主之。

柴胡半斤　桂枝三两，去皮　干姜二两　栝蒌根四两

① 桂枝去皮：宋本同。《金匮玉函经》作“桂枝一两半，去皮”。

黄芩三两　牡蛎二两，熬　甘草二两，炙

上七味，以水一斗二升，煮取六升，去滓，再煎取三升，温服一升，日三服。初服微烦，复服汗出便愈。

（148）伤寒五六日，头汗出，微恶寒，手足冷，心下满，口不欲食，大便硬，脉细者，此为阳微结，必有表，复有里也。脉沉亦有里也。㊟汗出为阳微，假令纯阴结，不得复有外证，悉入在里，此为半在里半在外也。脉虽沉紧，不得为少阴病，所以然者，少阴不得有汗，今头汗出，故知非少阴也。经可与小柴胡汤。设不了了者，得屎而解。

（149）伤寒五六日，呕而发热者，柴胡汤证具，而以他药下之，柴胡证仍在者，复与柴胡汤，此虽已下之，不为逆也。必蒸蒸而振，却发热汗出而解。若心下满而硬痛者[①]，大陷胸汤主之。但满而不痛者此为痞，柴胡不中与之，宜半夏泻心汤。

半夏半升，洗　黄芩　干姜　人参　甘草各三两，炙　黄连一两　大枣十二枚，擘

上七味，以水一斗，煮取六升，去滓，再煮取三升，温服一升，日三服。

（150）大阳少阳并病，而反下之，成结胸，心下硬，下利不止，水浆不下，其人心烦，□□□□□[②]。

① 若心下满而硬痛者：宋本下有“此为结胸也”五字。
② □□□□□：宋本此处亦无文字。

（151）脉浮而紧，复下之，紧反入里，则作痞，按之自濡，但气痞耳。

（152）大阳中风，下利呕逆，㊟表解者，乃可攻之。经其人漐漐汗出，发作有时，头痛，心下痞硬满，引胁下痛，干呕短气，汗出不恶寒者，此表解里未和也。十枣汤主之。

芫花熬　甘遂　大戟

上三味，等分，各别捣为散，以水一升半，先煮大枣肥者十枚，取八合，去滓，内药末。㊟强人服一钱匕，羸人者服半钱。经温服之平旦服。若下少，病不除者，明日更服加半钱。得快下利后，糜粥自养。

（153）大阳病，医发汗，遂发热恶寒，因复下之，心下痞。㊟表里但虚，阴阳气并竭。无阳则阴独。经复加烧针，因胸烦。㊟面色青黄，肤瞤者，难治；今色微黄，手足温者，易愈。[1]

① 太阳病，医发汗……因胸烦：因宋本此条文义难明，柯琴、陆渊雷，日人山田氏、丹波氏皆疑其文有误。从康平本看，抛开旁注、嵌注，文曰："大阳病，医发汗，遂发热恶寒，因复下之，心下痞。复加烧针，因胸烦。"论太阳病汗下致痞，若复以烧针，邪热乘虚内陷，故而胸烦。此恰恰为下文热痞之大黄黄连泻心汤证的铺垫。宋本将此条与大黄黄连泻心汤证、附子泻心汤证、五苓散证分作四条。康平本则并作一条，论太阳病误下致痞，因烧针成火热痞；若阳虚者则为上热下寒证，更以五苓散治水痞，强调虽"渴而口躁烦，小便不利"亦不可概作热痞。其论治过程跌宕起伏，寒热虚实对比，令人拍案叫绝，强化辨证论治思维。

（154）经 心下痞，按之濡，其脉关上浮者，大黄黄连泻心汤主之。（155）心下痞，而复恶寒汗出者，附子泻心汤主之。（156）本以下之故，心下痞，与泻心汤。痞不解，其人渴而口燥烦，小便不利者，五苓散主之。注 一方云，忍之一日乃愈。

**大黄黄连泻心汤方**[①]

大黄二两　黄连　黄芩各一两

上三味，以麻沸汤二升，渍之，须臾绞去滓，分温再服。

**附子泻心汤方**

大黄二两　黄连一两　黄芩一两　附子二枚[②]，炮，去皮，破，别煮取汁

上四味，切三味，以麻沸汤二升渍之，须臾，绞去滓，内附子汁，分温再服。

（157）伤寒汗出解之后，胃中不和，心下痞硬，干噫食臭，胁下有水气，腹中雷鸣，下利者，生姜泻心汤主之。

生姜四两，切　甘草三两，炙　人参三两　干姜一两

---

① 大黄黄连泻心汤方：宋本本方药物组成无黄芩，且“三味”作“二味”。

② 二枚：宋本作“一枚”。

黄芩三两　半夏半升，洗　黄连一两　大枣十二枚，擘

上八味，以水一斗，煮取六升，去滓，再煎取三升，温服一升，日三服。

（158）伤寒中风，医反下之，其人下利日数十行，谷不化，腹中雷鸣，心下痞硬而满，干呕，心烦不得安，医见心下痞，谓病不尽，复下之，其痞益甚，此非结热。㊟但以胃中虚，客气上逆，故使硬也。经甘草泻心汤主之。

甘草四两，炙　黄芩三两　干姜三两　半夏半升，洗　大枣十二枚　黄连一两

上六味，以水一斗，煮取六升，去滓，再煎取三升，温服一升，日三服。㊟附子泻心汤，本云加附子。半夏泻心汤，甘草泻心汤，同体别名耳。生姜泻心汤，本云理中人参黄芩汤，去桂枝、术，加黄连，并泻肝法。

（159）伤寒服汤药，下利不止，心下痞硬。服泻心汤已，复以他药下之，利不止，医以理中与之，利益甚，㊟理中者，理中焦，此利在下焦。经赤石脂禹余粮汤主之。㊟复不止者，当利其小便。

赤石脂一斤，碎　太一禹余粮一斤，碎

上二味，以水六升，煮取二升，去滓，分温三服。

（160）伤寒吐下后，发汗，虚烦，脉甚微，八九

日心下痞硬，胁下痛，气上冲咽喉，眩冒，经脉动惕者，久而成痿。

（161）伤寒发汗，若吐若下，解后心下痞硬，噫气不除者，旋覆代赭汤主之。

旋覆花三两　人参二两　生姜五两　代赭一两　甘草三两，炙　半夏半升，洗　大枣十二枚，擘

上七味，以水一斗，煮取六升，去滓，再煎取三升。温服一升，日三服。

（162）喘家[1]，下后不可更行桂枝汤。若汗出而喘，无大热者，可与麻黄杏子甘草石膏汤。

（163）大阳病，外证未除，而数下之，遂协热而利，下不止，心下痞硬，表里不解者，桂枝人参汤主之。

桂枝四两，别切　甘草四两，炙　白术三两　人参三两　干姜三两

上五味，以水九升，先煮四味，取五升，内桂，更煮取三升，去滓，温服一升。㊟日再夜一服。

（164）伤寒大下后，复发汗，心下痞，恶寒者，表未解也。不可攻痞，当先解表，表解乃可攻痞。㊟解表宜

① 喘家：宋本无此二字。

桂枝人参汤[1]，攻痞宜大黄黄连泻心汤。

（165）伤寒发热，汗出不解，心中痞硬，呕吐而下利者，□□□□[2]之。

（166）病如桂枝证，头不痛，项不强，寸脉微浮，胸中痞硬，气上冲喉咽，不得息者此为胸中有寒饮也[3]。当吐之，宜瓜蒂散。

瓜蒂一分，熬黄　赤小豆一分

上二味，各别捣筛，为散已，合治之，取一钱匕，以香豉一合，用热汤七合，煮作稀糜，去滓，取汁和散，温顿服之。不吐者，少少加，得快吐乃止。㊟诸亡血虚家，不可与瓜蒂散。

（167）病胁下素有痞，连在脐傍，痛引少腹入阴筋者，此名藏结，死。

（168）伤寒，若吐若下后，七八日不解㊟热结在里，经表里俱热，时时恶风，大渴，舌上干燥而烦，欲饮水数升者，白虎加人参汤主之。

知母六两　石膏一斤，碎　甘草二两，炙　人参二两　粳米六合

---

① 桂枝人参汤：宋本作“桂枝汤”。

② □□□□：宋本作“大柴胡汤”。

③ 此为胸中有寒饮也：宋本作“此为胸有寒也”，且为正文。“寒饮”指出寒饮阻滞胸膈，治以瓜蒂散涌吐寒饮。

上五味，以水一斗，煮米熟汤成，去滓，温服一升，日三服。㊟此方立夏后、立秋前乃可服，立秋后不可服。正月、二月、三月尚凛冷，亦不可与服之，与之则呕利而腹痛。○诸亡血虚家亦不可与，得之则腹痛下利者，但可温之，当愈。

（169）伤寒无大热，口燥渴，心烦，背微恶寒者，白虎加人参汤主之。

（170）伤寒脉浮，发热无汗，㊟其表不解者，不可与白虎汤。[经]渴欲饮水，无表证者，白虎加人参汤主之。

（171）大阳少阳并病，心下硬，颈项强而眩者，当刺大椎、肺俞、肝俞，慎勿下之。

（172）大阳与少阳合病，自下利者，与黄芩汤；若呕者，黄芩加半夏生姜汤主之。

**黄芩汤**

黄芩三两　芍药二两　甘草二两，炙　大枣十二枚，擘

上四味，以水一斗，煮取三升，去滓，温服一升。㊟日再夜一服。

**黄芩加半夏生姜汤**

黄芩三两　芍药二两　甘草二两，炙　大枣十二枚，擘　半夏半升，洗　生姜一两半，切

上六味，以水一斗，煮取三升，去滓，温服一升。㊟日再夜一服。

（173）伤寒，胸中有热，胃中有邪气，腹中痛，欲呕吐者，黄连汤主之。

黄连三两　甘草三两，炙　干姜三两　桂枝三两，去皮　人参二两　半夏半升，洗　大枣十二枚，擘

上七味，以水一斗，煮取六升，去滓，温服。㊟昼三夜二。昼三夜二，疑非仲景法。

（174）伤寒八九日，风湿相抟，身体疼烦，不能自转侧，不呕，不渴，脉浮虚而涩者，桂枝附子汤主之。若其人大便硬，脐下心下硬。[1]小便不利[2]者，去桂加白术汤主之。

桂枝附子汤

桂枝四两，去皮　附子三枚，炮，去皮，破　生姜三两，切　大枣十二枚，擘　甘草二两，炙

上五味，以水六升，煮取二升，去滓，分温三服。

去桂加白术汤

附子三枚，炮，去皮，破　白术四两　生姜三两，切　甘草二两，炙　大枣十二枚，擘

上五味，以水六升，煮取二升，去滓，分温三服。

初一服，其人身如痹，半日许复服之，三服都尽，

---

① 脐下心下硬：宋本前有“一云”两字。

② 不利：宋本作“自利”。

其人如冒状，勿怪，此以附子、术并走皮内，逐水气未得除，故使之耳，□[1]法当加桂四两。㊟此本一方二法，以大便硬，小便不利[2]，去桂也；以大便不硬，小便不利，当加桂，附子三枚恐多也，虚弱家及产妇宜减服之。

（175）风湿相抟，骨节疼烦，掣痛不得屈伸，近之则痛剧，汗出短气，小便不利，恶风不欲去衣，或身微肿者，甘草附子汤主之。

甘草二两　附子二枚，炮，去皮，破　白术二两　桂枝四两，去皮

上四味，以水六升，煮取三升，去滓，温服一升，日三服。㊟初服得微汗则解，能食，汗出止复烦者，将服五合，恐一升多者，宜服六七合为妙[3]。

（176）伤寒，脉浮滑，白虎汤主之。[4]

知母六两　石膏一斤，碎　甘草二两，炙　粳米六合

上四味，以水一斗，煮米熟汤成，去滓，温服一升，日三服。

① □：宋本此处亦无文字。

② 不利：宋本作“自利”。

③ 妙：宋本作“始”。

④ 伤寒脉浮滑，白虎汤主之：宋本作“伤寒脉浮滑，此以表有热，里有寒，白虎汤主之”。“此以表有热，里有寒”恐系后人窜补混入正文。

（177）伤寒解而后[1]，脉结代，心动悸，炙甘草汤主之。

甘草四两，炙　生姜三两，切　人参二两　生地黄一斤　桂枝三两，去皮　阿胶二两　麦门冬半升，去心　麻仁半升　大枣三十枚，擘

上九味，以清酒七升，水八升，先煮八味，取三升，去滓，内胶烊消尽，温服一升，日三服。一名复脉汤。

（178）脉按之来缓，时一止复来者，名曰结。又脉来动而中止，更来小数，中有还者反动，名曰结，阴也。脉来动而中止，不能自还，因而复动者，名曰代，阴也。得此脉者，必难治。

① 伤寒解而后：宋本作“伤寒”。炙甘草汤功在益气养血复脉，无解表功用。本条言“伤寒”但无表证，表证“解而后”，仅“脉结代，心动悸”，证属阴阳气血亏虚，心脉失养，故云“炙甘草汤主之”。

# 辨阳明病[1]

（179）问曰：病有大阳阳明，有正阳阳明，有少阳阳明，何谓也？答曰：大阳阳明者，脾约是也；正阳阳明者，胃家实是也；少阳阳明者，发汗利小便已，胃中燥烦实，大便难是也。

**（180）阳明之为病，胃家实是也。**

（181）问曰：何缘得阳明病？答曰：大阳病，发汗，若下，若利小便，此亡津液，胃中干燥，因转属阳明。不更衣，内实，大便难者，此名阳明也。

（182）问曰：阳明病外证云何？答曰：身热，汗自出，不恶寒，反恶热也。

（183）问曰：病有得之一日，不发热而恶寒者，何也？答曰：虽得之一日，恶寒将自罢，即自汗出而恶热也。

---

① 辨阳明病：宋本作“辨阳明病脉证并治第八”，下有小字“合四十四法，方一十首，一方附，并见阳明少阳合病法”，正文前列有子目 44 条（即小字所言“四十四法”）。

（184）问曰：恶寒何故自罢？答曰：阳明居中，主土也，万物所归，无所复传，始虽恶寒，二日自止，此为阳明病也。

本大阳初得病时，发其汗，汗先出不彻，因转属阳明也。

（185）伤寒发热无汗，呕不能食，而反汗出濈濈然者，是转属阳明也。

（186）伤寒三日，阳明脉大。

（187）伤寒脉浮而缓，手足自温者，是为系在太阴。太阴者，身当发黄。若小便自利者，不能发黄。至七八日，大便难[①]者，为阳明病也。

（188）伤寒转系阳明者，其人濈然微汗出也。

（189）阳明中风，口苦咽干，腹满微喘，发热恶寒，脉浮而紧。若下之，则腹满、小便难也。

（190）阳明病，若能食，名中风；不能食，名中寒。

（191）阳明病，若中寒者，不能食，小便不利，手足濈然汗出此欲作固瘕，必大便初硬后溏。㊟所以然者，以胃中冷，水谷不别故也。

（192）阳明病，初欲食，小便反不利，大便自调，

① 大便难：宋本作“大便硬”。

其人骨节疼，翕翕如有热状，奄然发狂，□□□□[1]濈然汗出而解。㊟汗出而解者，此水不胜谷气，与汗共并，脉紧则愈。

（193）阳明病欲解时，从申至戌上。

（194）阳明病，不能食，攻其热必哕。以其人本虚，攻其热必哕。㊟所以然者，胃中虚冷故也。

（195）阳明病，脉迟，食难用饱，饱则微烦，头眩，必小便难此欲作谷瘅，虽下之，腹满如故。㊟所以然者，脉迟故也。

（196）阳明病，法多汗，反无汗，其身如虫行皮中状者，此以久虚故也。

（197）阳明病，反无汗，而小便利，二三日呕而咳，手足厥者，必苦头痛。若不咳不呕，手足不厥者，头不痛。

（198）阳明病，但头眩，不恶寒，故能食而咳，其人咽必痛。若不咳者，咽不痛。

（199）阳明病，无汗，小便不利，心中懊憹者，身必发黄。

（200）阳明病，被火，额上微汗出，而小便不利者，必发黄。

---

① □□□□：宋本此处亦无文字。

（201）阳明病，脉浮而紧者，必潮热，发作有时。但浮者，必盗汗出。

（202）阳明病，口燥，但欲漱水不欲咽者，此必衄。

（203）阳明病，本自汗出，医更重发汗，病已差，尚微烦不了者此必大便硬故也，以亡津液，胃中干燥，故令大便硬。㊟当问其小便日几行，若本小便日三四行，今日再行，故知大便不久出。今为小便数少，以津液当还入胃中，故知不久必大便也。

（204）伤寒呕多，虽有阳明证，不可攻之。

（205）阳明病，心下硬满者，不可攻之。攻之，利遂不止者死，止者愈。

（206）阳明病，面合赤色，不可攻之，必发热。色黄者，小便不利也。

（207）阳明病，不吐不下，心烦者，可与调胃承气汤。

**阳明病，脉迟，虽汗出，不恶寒者，其身必重，短气腹满而喘，有潮热，**有潮热者，此外欲解，可攻里也。**手足濈然汗出者，**汗出者，此大便已硬也。**大承气汤主之。**

（208）若汗多，微发热恶寒者，外未解也，其热不潮，未可与承气汤。若腹大满不通者，可与小承气汤，微和胃气，勿令至大泄下。[1]

**大承气汤**

大黄四两，酒洗　厚朴半斤，炙，去皮　枳实五枚，炙　芒硝三合

上四味，以水一斗，先煮二物，取五升，去滓，内大黄，更煮取二升，去滓，内芒硝，更上微火一两沸，分温再服。㊟得下余勿服。

**小承气汤**

大黄四两　厚朴二两，炙，去皮　枳实三枚，大者，炙

上三味，以水四升，煮取一升二合，去滓，分温二服。㊟初服汤，当更衣，不尔者，尽饮之。若更衣者，勿服之。

阳明病，潮热，大便微硬者，可与小承气汤[2]。不硬者，不可与之。

（209）若不大便六七日，恐有燥屎，欲知之法，少与小承气汤，汤入腹中，转失气者，此有燥屎也，

① 若汗多，微发热恶寒者……勿令至大泄下：宋本此条与上条并为一条。康平本此条为十四字文，重申“潮热”是大承气证的重要辨证依据之一；若“腹大满不通者”，当以小承气汤轻下热结、除满消痞，可视为上条十五字文的注释。

② 小承气汤：宋本作“大承气汤”，疑误。小承气汤主治热盛津伤，实热初结，大便当硬而未坚，此有别于大承气汤证之燥屎。虽见“潮热”，但若大便微硬，不可用大承气汤。与上条对比发明，强调“潮热”“手足濈然汗出”“燥屎”等脉症互参，以明诊断。

乃可攻之。若不转失气者，此但初头硬，后必溏，不可攻之，攻之必胀满不能食也。欲饮水者，与水则哕。其后发热者，必大便复硬而少也，以小承气汤和之。不转失气者，慎不可攻也。[①]

（210）夫实则谵语，虚则郑声。㊟郑声，重语也。

（211）直视谵语，喘满者死，下利者亦死。发汗多，若重发汗者，亡其阳，谵语，脉短者死，脉自和者不死[②]。

**（212）伤寒，若吐若下后不解，不大便五六日以上，至十余日，日晡所发潮热，不恶寒，独语如见鬼状。若剧者，发则不识人，循衣摸床，怵惕而不安[③]，微喘直视，**脉弦者生，涩者死，微者但发潮热[④]。**谵语者，大承气汤主之。**㊟若一服利，则止后服。

---

① 若不大便六七日，恐有燥屎……慎不可攻也：宋本此条与上条并为一条。康平本此条为十四字文，强调"燥屎"是大承气证的诊断要点之一，并附试探疗法及攻下法禁忌，可视为上条十五字文的注释。

② 直视谵语……脉短者死，脉自和者不死：宋本此条自"发汗多"处分为两部分，前半部分与上条并为一条，后半部分独立成条。康平本为独立的十三字文，论谵语的预后，可作为上条的补充。

③ 怵惕而不安：宋本作"惕而不安"，且后有"一云，顺衣妄撮，怵惕不安"。

④ 发潮热：宋本作"发热"，疑脱落"潮"字。盖谵语之属阳明腑实与否，关键在于"潮热"，如"其热不潮，未可与大承气汤""有潮热者，此外欲解，可攻里也"。

（213）阳明病，其人多汗，以津液外出，胃中燥，大便必硬，硬则谵语，小承气汤主之。若一服谵语止者，更莫复服。

阳明病，谵语发潮热，脉滑而疾者，小承气汤主之。

（214）因与承气汤一升，腹中转气者，更服一升。若不转气者，勿更与之。明日又不大便，脉反微涩者，里虚也，为难治，不可更与承气汤也。①

（215）阳明病，谵语有潮热，反不能食者，胃中必有燥屎五六枚。若能食者，但硬耳。宜大承气汤下之。

（216）阳明病，下血谵语者，此为热入血室，但头汗出者，刺期门，随其实而泻之，濈然汗出则愈。

（217）汗出谵语者，以有燥屎在胃中也此为风。须下者，过经乃可下之。下之若早，语言必乱，以表虚里实故也下之愈，宜大承气汤。（218）伤寒四五日，脉沉而喘满，而反发其汗，津液越出，大便为难，表虚里实，久则谵语。②

---

① 因与承气汤一升……不可更与承气汤也：宋本此条与上条并为一条。康平本此条为十三字文，接续上条论服用小承气汤后据转失气情况再行论治，可视为上条十四字文的补充。

② 伤寒四五日……久则谵语：康平本此条与上条并为一条，均论表虚里实的证治。所谓“表虚”，即非表邪为患；复见大便难，故言“里实”。其治，自当求于阳明而行攻下。另，本条宋本“脉沉而喘满”后有“沉为在里”四字。

（219）三阳合病，腹满身重，难以转侧，口不仁，面垢，谵语，遗尿。发汗谵语，□□□[①]下之则额上生汗，手足逆冷。若自汗出者，白虎汤主之。

（220）二阳并病，大阳证罢，但发潮热，手足絷絷汗出，大便难而谵语者，下之则愈，宜大承气汤。

（221）阳明病，脉浮而紧，咽燥口苦，腹满而喘，发热汗出，不恶寒反恶热，身重。若发汗则躁，心愦愦反谵语。若加温针，必怵惕烦躁不得眠。若下之，则胃中空虚，客气动膈，心中懊侬，舌上胎者，栀子豉汤主之。（222）若渴欲饮水，口干舌燥者，白虎加人参汤主之[②]。（223）若渴欲饮水，小便不利者，猪苓汤主之。[③]

（224）阳明病，汗出多而渴者，不可与猪苓汤，以汗多胃中燥，猪苓汤复利其小便故也。



① □□□：宋本此处无文字。

② 阳明病，脉浮而紧……栀子豉汤主之：宋本此条分为三条。康平本并作一条，论阳明热证兼表误汗、温针的转归及误下后三种证治。盖阳明属胃，位居中焦，上贯于膈，下赅于肠，邪热内陷可涉上中下三部。热郁胸膈者，以栀子豉汤清宣郁热；热盛于中，津气两伤者，以白虎加人参汤辛寒清热、益气生津；热迫于下，兼水停者，以猪苓汤清热育阴利水。下文“阳明病，汗出多而渴者……猪苓汤复利其小便故也”为十三字文，是为补述上条猪苓汤证的禁忌。

③ 若渴欲饮水，小便不利者，猪苓汤主之：宋本作“若脉浮发热，渴欲饮水……猪苓汤主之”。

（225）脉浮而迟，表热里寒，下利清谷者，回逆汤主之。

（226）若胃中虚冷，不能食者，饮水则哕。（227）脉浮发热，口干鼻燥，能食者则衄。[①]

**（228）阳明病，下之，其外有热，手足温**<u>小结胸</u>[②]**，心中懊侬，饥不能食，但头汗出者，栀子豉汤主之。**

**（229）阳明病，发潮热，大便溏，小便自可，胸胁满不去者，柴胡汤主之。**

（230）阳明病，胁下硬满，不大便而呕，舌上白胎者，可与小柴胡汤。上焦得通，津液得下，胃气因和，身濈然汗出而解。

**（231）阳明病，中风，脉弦浮大而短气，腹都满，胁下及心痛，久按之气不通，鼻干不得汗，嗜卧，一身及面目悉黄，小便难，有潮热，时时哕，耳前后肿，刺之小差。外不解，病过十日，脉续浮者，与小柴胡**

① 脉浮发热，口干鼻燥，能食者则衄：康平本此条与上条并作一条，均为十三字文，承上条表热里寒证，论里虚寒者不能食、饮水则哕，表热者能食而致衄，寒热虚实对比，以明辨证。

② 小结胸：宋本作“不结胸”。

**汤。（232）脉但浮，无余证者，与麻黄汤。**[1]㊟若不尿，腹满加哕者，不治。

（233）阳明病，自汗出，若发汗，小便自利者此为津液内竭，虽硬不可攻之，当须自欲大便，宜蜜煎导而通之。若土瓜根及大猪胆汁，皆可为导。

**蜜煎方**

食蜜七合

上一味，于铜器内，微火煎，当须凝如饴状，搅之勿令焦着。候[2]可丸，并手捻作挺，令头锐，大如指，长二寸许。当热时急作，冷则硬。以内谷道中，以手急抱，欲大便时乃去之疑非仲景意，已试甚良。

又大猪胆一枚，泻汁，和少许法酢[3]，以灌谷道内，如一食顷，当大便，出宿食、恶物，甚效。

（234）阳明病，脉迟，汗出多，微恶寒者，表未解也，可发汗，宜桂枝汤。

---

① 脉但浮者，无余证者，与麻黄汤：康平本此条与上条并作一条，均为十五字文，论三阳合病偏在少阳者，以小柴胡汤调畅三焦；偏在表者，以麻黄汤发汗；偏在里者，自是以白虎汤辛寒清热。

② 候：宋本作“欲”。

③ 酢：宋本作“醋”。《说文解字》曰：“酢，醶也。”唐·徐锴《说文解字系传》曰：“今人以此为酬酢字，反以醋为酢字，时俗相承之变也。”清·段玉裁《说文解字注》曰：“酢本截浆之名。引申之，凡味酸者皆谓之酢……酸，酢也。皆用酢引申之义也……今俗皆用醋。以此为酬酢字。”

（235）阳明病，脉浮，无汗而喘者，发汗则愈，宜麻黄汤。

（236）阳明病，发热汗出者此为热越，不能发黄也。但头汗出，身无汗，剂颈而还，小便不利，渴引水浆者此为瘀热有里，身必发黄，茵陈蒿汤主之。

茵陈蒿六两　栀子十四枚，擘　大黄二两，去皮

上三味，以水一斗二升，先煮茵陈，减六升，内二味，煮取三升，去滓，分三服。小便当利。㊟尿如皂荚汁状，色正赤，一宿腹减，黄从小便去也。

（237）阳明证，其人喜忘者，必有畜血。所以然者，本有久瘀血，故令喜忘。尿虽难[1]，大便反易，而其色必黑者，宜抵当汤下之。

（238）阳明病，下之，心中懊侬而烦，胃中有燥屎者，宜大承气汤。㊟若有燥屎者，可攻。腹微满，初头硬，后必溏者，不可攻之。[2]

（239）病人不大便五六日，绕脐痛，烦燥[3]，发作有时者，此有燥屎，故使不大便也。（240）病人烦热，

---

① 尿虽难：宋本作"屎虽硬"。

② 阳明病……不可攻之：宋本此条作"阳明病，下之，心中懊侬而烦，胃中有燥屎者，可攻。腹微满，初头硬，后必溏，不可攻之。若有燥屎者，宜大承气汤"。

③ 烦燥：宋本作"烦躁"。

汗出则解，又如疟状，日晡所发热者，属阳明也。脉实者，宜下之；脉浮虚者，宜发汗。下之与大承气汤，发汗宜桂枝汤。①

**（241）大下后，六七日不大便，烦不解，腹满痛者，此有燥屎也，**所以然者，本有宿食故也。**宜大承气汤。**

（242）病人小便不利，大便乍硬②乍易，时有微热，喘冒不能卧者，有燥屎也，宜大承气汤。

**（243）食谷欲呕者，属阳明也，吴茱萸汤主之。**

㊟得汤反剧者，属上焦也。

（244）太阳病，脉寸缓关浮尺弱，其人发热汗出，复恶寒，不呕，但心下痞者，此以医下之也。如其不下者，病人不恶寒而渴渴者，此转属阳明也。小便数者，大便必硬，不更衣十日无所苦也。渴欲饮水，少少与之，但以法救之。渴者，宜五苓散。

（245）脉阳微而汗出少者，为自和也；汗出多者，为大过。阳脉实，因发其汗，汗出多者，亦为大过。大过者，为阳绝于里，亡津液，大便因硬也。

① 病人烦热，汗出则解……发汗宜桂枝汤：康平本此条与上条并作一条，合而观之，病人烦热、不大便五六日，证分表里，若腹满痛、日晡所发潮热、脉实者，属阳明里实，以大承气汤攻下；若脉浮虚者，病在表，以桂枝汤发汗。

② 硬：宋本作“难”。

（246）脉浮而芤，浮为阳，芤为阴，浮芤相抟，胃气生热，其阳则绝。

（247）趺阳脉浮而涩，浮则胃气强，涩则小便数，浮涩相抟，大便则难[1]，其脾为约，麻子仁丸主之。

麻子仁二升　芍药半斤　枳实半斤，炙　大黄一斤，去皮　厚朴一尺，炙，去皮　杏仁一升，去皮尖，熬

上六味，蜜和丸如梧桐子大，饮服十丸，日三服。㊟渐加，以知为度。

**（248）大阳病三日，发汗不解，蒸蒸发热者，属胃也，调胃承气汤主之。**

（249）伤寒吐后，腹胀满者，与调胃承气汤。

（250）大阳病，若吐若下，若发汗后，微烦，小便数，大便因硬者，与小承气汤和之愈。

（251）得病二三日，脉弱，无大阳柴胡证，烦燥，心下硬，至四五日，虽能食，以小承气汤，少少与之，微和之，令小安，至六日，与承气汤一升。若不大便六七日，小便少者，虽不受食，但初头硬，后必溏，未定成硬，攻之必溏。须小便利，屎定硬，乃可攻之，宜大承气汤。

（252）伤寒六七日，目中不了了，睛不和，无表

① 大便则难：宋本作“大便则硬”。

里证，大便难，身微热者此为实也，急下之，宜大承气汤。

（253）阳明病，发热汗多者，急下之，宜大承气汤[①]。

（254）发汗不解，腹满痛者，急下之，宜大承气汤。（255）腹满不减，减不足言，当下之，宜大承气汤。[②]

（256）阳明少阳合病，必下利。其脉不负者，为顺也。㊟负者，失也，互相克贼，名为负也。论脉滑而数者，有宿食也，当下之，宜大承气汤。

（257）病人无表里证，发热七八日，虽脉浮数者，可下之。假令已下，脉数不解，合热则消谷喜饥，至六七日不大便者，有瘀血，宜抵当汤。（258）若脉数不解，而下不止，必协热便脓血也。[③]

（259）伤寒发汗已，身目为黄，所以然者，以寒

① 宜大承气场：宋本后有“一云大柴胡汤”六字。

② 腹满不减……宜大承气汤：康平本此条与上条并作一条，论腹满属实者，宜承气汤攻下。

③ 若脉数不解，而下不止，必协热便脓血也：康平本此条与上条并作一条，《脉经》《金匮玉函经》《千金翼方》亦同。本条承接前条，前条论发热，无表里证，有瘀血者，宜抵当汤；本条论药后，若脉数不解，血分伏热瘀壅，血、热、脓、滞并作而成利。

湿在里不解故也。以为不可下也，□□□□□□[1]㊟于寒湿中求之。

（260）伤寒七八日，身黄如橘子色，小便不利，腹微满者，茵陈蒿[2]主之。

（261）伤寒身黄发热者，栀子柏皮汤主之。

肥栀子十五个，擘　甘草一两，炙　黄柏二两

上三味，以水四升，煮取一升半，去滓，分温再服。

（262）伤寒瘀热在里，身必发黄，麻黄连轺赤小豆汤主之。

麻黄二两，去节　连轺二两，连翘根是也　杏仁四十个，去皮尖　赤小豆一升　大枣十二枚，擘　生梓白皮一升，切　生姜二两，切　甘草二两，炙

上八味，以潦水一斗，先煮麻黄再沸，去上沫，内诸药，煮取三升，去滓，分温三服。㊟半日服尽。



① □□□□□□：宋本此处亦无文字。

② 茵陈蒿：宋本作“茵陈蒿汤”。

# 辨少阳病[1]

（263）少阳之为病，口苦，咽干，目眩也。

（264）少阳病[2]，两耳无所闻，目赤，胸中满而烦者，不可吐下，吐下则悸而惊。

（265）伤寒，脉弦细，头痛发热者，属少阳。

少阳不可发汗，发汗则谵语此属胃，胃不和烦而悸，胃和则愈。

**（266）本大阳病不解，转入少阳者，胁下硬满，干呕不能食，往来寒热，尚未吐下，脉沉紧者，与小柴胡汤。**

（267）若已吐、下、发汗、温针，谵语，柴胡[3]证罢，此为坏病。㊟知犯何逆，以法治之。

① 辨少阳病：宋本作“辨少阳病脉证并治第九”，下有小字“方一首，并见三阳合病法”，正文前列有子目 1 条。

② 少阳病：宋本作“少阳中风”。

③ 柴胡：宋本作“柴胡汤”。

（268）三阳合病，脉浮大上关上，但欲眠睡，目合则汗。

（269）伤寒六七日，无大热，其人躁烦者，此为阳去入阴故也。

（270）伤寒三日，三阳为尽，三阴当受邪，其人反能食而不呕，此三阴不受邪也。

（271）伤寒三日，少阳脉小者，欲已也。

（272）少阳病欲解时，从寅至辰上。

# 辨太阴病[1]

（273）大阴之为病，腹满而吐，食不下，自利益甚，时腹自痛。若下之，必胸下结硬。

（274）大阴中风，四肢烦疼，脉阳微阴涩而长者，为欲愈。

（275）大阴病欲解时，从亥至丑上。

（276）大阴病，脉浮者，少[2]可发汗，宜桂枝汤。

（277）自利不渴者，属大阴，其藏有寒故也，当温之。[3]㊟宜服回逆辈。

（278）伤寒，脉浮而缓，手足自温者，系在大阴，

① 辨太阴病：宋本作“辨太阴病脉证并治第十”，下有小字“合三法，方三首”，正文前列有子目 3 条（即小字所言“三法”）。

② 少：宋本无此字。

③ 自利不渴……当温之：276、277 两条合看，首论太阴亦有表证，其脉浮，治以桂枝汤少发汗；继论太阴脏寒证，病位在里，其症自利不渴，其脉应沉，其治当温。桂枝汤外可以解肌，内能调和脾胃，一方之中两法备焉，若偏在里虚寒，则宜回逆辈加减；表里同病者，桂枝人参汤自可据证选用。

当发身黄。若小便自利者，不能发黄。□□□□[1]，至七八日，虽暴烦下利日十余行，必自止。㊟以脾家实，腐秽当去故也。

（279）本大阳病，医反下之，因尔腹满时痛者，属大阴也。桂枝加芍药汤主之。大实痛者，桂枝加大黄汤主之。

**桂枝加芍药汤**

桂枝三两，去皮　芍药六两　甘草二两，炙　大枣十二枚，擘　生姜三两，切

上五味，以水七升，煮取三升，去滓，温分三服。㊟本云桂枝汤，今加芍药。

**桂枝加大黄汤**

桂枝三两，去皮　大黄二两　芍药六两　生姜三两，切　甘草二两，炙　大枣十二枚，擘

上六味，以水七升，煮取三升，去滓。温服一升，日三服。

（280）大阴为病，脉弱，其人续自便利，设当行大黄芍药者，宜减之，以其人胃气弱，易动故也。[2]

① □□□□：宋本此处亦无文字。

② 大阴为病……易动故也：宋本此条后有“下利者，先煎芍药三沸”。

# 辨少阴病[1]

（281）少阴之为病，脉微细，但欲寐也。

（282）少阴病，欲吐不吐，心烦，但欲寐，五六日自利而渴者属少阴也，虚故引水自救。若小便色白者，少阴病形悉具。㊟小便白者，以下焦虚有寒，不能制水，故令色白也。

（283）病人脉阴阳俱紧，反汗出者，亡阳也，此属少阴，法当咽痛而复吐利。

（284）少阴病，咳而下利谵语者，被火气劫故也，小便必难，以强责少阴汗也。

（285）少阴病，脉细沉数，病为在里，不可发汗。

（286）少阴病，脉微，不可发汗，亡阳故也。阳已虚，尺脉弱涩者，复不可下之。

① 辨少阴病：宋本作“辨少阴病脉证并治第十一”，下有小字“合二十三法，方一十九首”，正文前列有子目23条（即小字所言“二十三法”）。

（287）少阴病，脉紧，至七八日，自下利，脉暴微，手足反温，脉紧反去者，为欲解也。虽烦下利，必自愈。

（288）少阴病，下利，若利自止，恶寒而蜷卧，手足温者，可治。

（289）少阴病，恶寒而蜷，时自烦，欲去衣被者，可治。

（290）少阴中风，脉阳微阴浮者，为欲愈。

（291）少阴病欲解时，从子至寅上。

（292）少阴病，吐利，手足不逆冷，反发热者，不死。脉不至者，灸少阴七壮。

（293）少阴病八九日，一身手足尽热者，以热在膀胱，必便血也。

（294）少阴病，但厥无汗，而强发之，必动其血，未知从何道出，或从口鼻，或从目出者，是名下厥上竭，为难治。

（295）少阴病，恶寒身蜷而利，手足逆冷者，不治。

（296）少阴病，吐利躁烦，四逆者，死。

（297）少阴病，下利止而头眩，时时自冒者，死。

（298）少阴病，四逆，恶寒而身蜷，脉不至，不烦而躁者，死。

（299）少阴病，六七日，息高者，死。

（300）少阴病，脉微细沉，但欲卧，汗出不烦，自欲吐，至五六日，自利，复烦躁，不得卧寐者，死。

（301）少阴病，始得之，反发热，脉沉者，麻黄细辛附子汤主之。

麻黄二两，去节　细辛二两　附子一枚，炮，去皮，破八片

上三味，以水一斗，先煮麻黄，减二升，去上沫，内诸药，煮取三升，去滓，温服一升，日三服。

（302）少阴病，得之二三日，麻黄附子甘草汤，微发汗。㊟以二三日无里证[1]，故微发汗也。

麻黄二两，去节　甘草二两，炙　附子一枚，炮，去皮，破八片

上三味，以水七升，先煮麻黄一两沸，去上沫，内诸药，煮取三升，去滓，温服一升，日三服。

（303）少阴病，得之二三日以上，心中烦，不得卧者，黄连阿胶汤主之。

---

① 无里证：《金匮玉函经》《注解伤寒论》均作“无里证”。宋本作“无证”，疑脱“里”字。

黄连四两　黄芩二两　芍药二两　鸡子黄二枚　阿胶三两，一云三挺

上五味，以水六升，先煮三物，取二升，去滓，内胶烊尽，小冷，内鸡子黄，搅令相得。温服七合，日三服。

（304）少阴病，得之一二日，口中和，其背恶寒者[1]，附子汤主之。

附子二枚，炮，去皮，破八片　茯苓三两　人参二两　白术四两　芍药三两

上五味，以水八升，煮取三升，去滓。一升[2]，日三服。

（305）少阴病，身体痛，手足寒，骨节痛，脉沉者，附子汤主之。

（306）少阴病，下利便脓血者，桃花汤主之。

赤石脂一斤，一半全用，一半筛末　干姜一两　粳米一升

上三味，以水七升，煮米令熟，去滓，内赤石脂末方寸匕温服七合，日三服。㊟若一服愈，余勿服。

（307）少阴病，二三日至四五日，腹痛，小便不利，下利不止，便脓血者，桃花汤主之。

---

① 其背恶寒者：宋本后有“当灸之”。

② 一升：宋本作“温服一升”，疑康平本脱字。

（308）少阴病，下利便脓血者，可刺。

（309）少阴病，吐利，手足逆冷，烦躁欲死者，吴茱萸汤主之。

吴茱萸一升　人参二两　生姜六两，切　大枣十二枚，擘

上四味，以水七升，煮取二升，去滓，温服七合，日三服。

（310）少阴病，下利咽痛，胸满心烦者，猪肤汤主之。

猪肤一斤

上一味，以水一斗，煮取五升，去滓，加白蜜一斤[1]，白粉五合，熬香，和令相得，温分六服。

（311）少阴病二三日，咽痛者，可与甘草汤。不差，与桔梗汤。

**甘草汤方**

甘草二两

上一味，以水三升，煮取一升半，去滓，温服七合，日三服[2]。

---

① 一斤：宋本作“一升”。
② 日三服：宋本作“日二服”。

**桔梗汤方**

桔梗一两　甘草二两

上二味，以水三升，煮取一升，去滓，温分再服。

（312）少阴病，咽中伤，生疮，不能语言，声不出者，半夏苦酒汤[1]主之。

半夏十四枚，洗，破如枣核　鸡子一枚，去黄，内上苦酒，着鸡子壳中

上二味，内半夏着苦酒中，以鸡子壳置刀环中，安火上，令三沸，去滓，少少含咽之。不差，更作三剂。

（313）少阴病，咽中痛，半夏散及汤主之。

半夏洗　桂枝去皮　甘草炙

上三味，等分，各别捣筛已，合治之，白饮和服方寸匕，日三服。若不能散服者，以水一升，煮七沸，内散两方寸匕，更煮三沸，下火，令小冷，少少咽之。

㊟半夏有毒，不当散服。

（314）少阴病，下利，白通汤主之。

① 半夏苦酒汤：宋本作“苦酒汤”。苦酒，即米醋。北魏贾思勰《齐民要术》卷八所列做“苦酒”法数种，皆指酢言。苦酒汤可清利咽喉、消肿止痛，服用时取少少含咽，既是内服，又寓外敷之意。

葱白四茎　干姜一两　附子一枚，生，去皮，破八片

上三味，以水三升，煮取一升，去滓，分温再服。

（315）少阴病，下利，脉微者，与白通汤。利不止，厥逆无脉，干呕烦者，白通加猪胆汁汤主之。㊟服汤，脉暴出者死，微续者生。

葱白四茎　干姜一两　附子一枚，生，去皮，破八片　人尿五合　猪胆汁一合

上五味，以水三升，煮取一升，去滓，内胆汁、人尿，和令相得，分温再服。㊟若无胆，亦可用。

（316）少阴病，二三日不已，至四五日，腹痛，小便不利，四肢沉重疼痛，自下利，自下利者，此为有水气也。其人或咳，或小便利，或下利，或呕者，玄武汤主之。

茯苓三两　芍药三两　白术二两　生姜三两，切　附子一枚，炮，去皮，破八片

上五味，以水八升，煮取三升，去滓，温服七合，日三服。

若咳者，加五味子半升，细辛一两，干姜一两；若小便利者，去茯苓；若下利者，去芍药，加干姜二两；若呕者，去附子，加生姜，足前为半斤。

（317）少阴病，下利清谷，里寒外热，手足厥逆，

脉微欲绝，身反不恶寒，其人面色赤，或腹痛，或干呕，或咽痛，或利止脉不出者，通脉回逆汤主之。

甘草二两，炙　附子大者一枚，生用，去皮，破八片　干姜三两，强人可四两

上三味，以水三升，煮取一升二合，去滓，分温再服。

其脉即出者愈。面色赤者，加葱九茎；腹中痛者，去葱，加芍药二两；呕者，加生姜二两；咽痛者，去芍药，加桔梗一两；利止，脉不出者，去桔梗，加人参二两。㊟脉病皆与方相应者[①]，乃服之。

（318）少阴病[②]，其人或咳，或悸，或小便不利，或腹中痛，或泄利下重者，回逆散主之。

甘草炙　枳实破，水渍，炙干　柴胡　芍药

上四味，各等分[③]，捣筛，白饮和服方寸匕，日三服。

咳者，加五味子、干姜各五分，并主下利；悸者，加桂枝五分；小便不利者，加茯苓五分；腹中痛者，加附子一枚，炮令折[④]；泄利下重者，先以水五升煮薤

---

① 脉病皆与方相应者：宋本作“病皆与方相应者”。

② 少阴病：宋本下有“四逆”二字。

③ 等分：宋本作“十分”。

④ 折：宋本作“坼”。坼（chè），裂开。《说文解字·土部》曰：“坼，裂也。”

白三茎[1]。煮取三升，去滓，以散三方寸匕内汤中，煮取一升半，分温再服。

（319）少阴病，下利六七日，咳而呕渴，心烦不得眠者，猪苓汤主之。

猪苓　茯苓　阿胶　泽泻　滑石各一两

上五味，以水四升，先煮四物，取二升，去滓，内阿胶烊尽，温服七合，日三服。

（320）少阴病，得之二三日，口燥咽干者，急下之，宜大承气汤。

（321）少阴病，自利清水，色纯青，心下必痛，口干燥者，可下之，宜大承气汤。

（322）少阴病六七日，腹胀不大便者，急下之，宜大承气汤。

（323）少阴病，脉沉者，急温之，宜回逆汤。

甘草二两，炙　干姜一两半　附子一枚，生用，去皮，破八片

上三味，以水三升，煮取一升二合，去滓，分温再服。强人可大附子一枚，干姜三两。

（324）少阴病，饮食入口则吐，心中温温欲吐，

① 茎：宋本作“升”。

复不能吐，始得之，手足寒，脉弦迟，脉弦迟者，此胸中实。不可下也[①]。若膈上有寒饮，干呕者，不可吐也，当温之，宜回逆汤。

（325）少阴病，下利，脉微涩，呕而汗出，必数更衣，反少者，当温其背[②]上，灸之[③]。

① 不可下也：宋本下有“当吐之”三字。

② 背：宋本无。

③ 灸之：宋本后有小字“《脉经》云，灸厥阴，可五十壮”。

# 辨厥阴病[1]

(326) 厥阴之为病，消渴，气上撞心，心中疼热，饥而不欲食，食则吐吐蛔。下之利不止。

(327) 厥阴中风，脉微浮为欲愈，不浮为未愈。

(328) 厥阴病欲解时，从丑至卯上。

(329) 厥阴病，渴欲饮水者，少少与之愈。

(330) 诸四逆厥者，不可下之，虚家亦然。

(331) 伤寒，先厥后发热而利者，必自止，见厥复利。

(332) 伤寒始发热六日，厥反九日而利。凡厥利者，当不能食。今反能食者，恐为除中。食以索饼，不发热者，知胃气尚在，必愈。恐暴热来出而复去也，

① 辨厥阴病：宋本作“辨厥阴病脉证并治第十二”，下有小字“厥利呕哕附，合一十九法，方一十六首”，正文前列有子目 19 条（即小字所言“一十九法”）。

后三日[①]脉之，其热续在者，□[②]期之旦日夜半愈。所以然者，本发热六日，厥反九日，复发热三日，并六日[③]亦为九日，与厥阴[④]相应，故期之旦日夜半愈。后三日脉之而脉数，其热不罢者，此为热气有余，必发痈脓也。

（333）伤寒，脉迟，六七日而反与黄芩汤彻其热。脉迟为寒，今与黄芩汤，复除其热，腹中应冷，当不能食，今反能食，此名除中，必死。

（334）伤寒，先厥后发热，下利必自止，而反汗出，咽中痛者，其喉为痹。发热无汗，而利必自止；若不止，必便脓血。便脓血者，其喉不痹。

（335）伤寒，二三日[⑤]至四五日，厥者，必发热，前热者后必厥，厥深者热亦深，厥微者热亦微。厥应下之，而反发汗者，必口伤烂赤。

（336）伤寒病厥五日，热亦五日，设六日当复厥，不厥者自愈。厥终不过五日，以热五日，故知自愈。

① 后三日：宋本作“后日”。

② □：宋本此处亦无文字。

③ 并六日：宋本作“并前六日”。

④ 厥阴：宋本作“厥”。

⑤ 二三日：宋本作“一二日”。

(337)凡厥者，阴阳气不相顺接，便为厥。㊟厥者，手足厥冷者是。

(338)伤寒，脉微而厥，至七八日肤冷，其人躁无暂安时者，此为藏厥。非为蛔厥也。㊟蛔厥者，其人当吐蛔。[论]令病者静，而复时烦此为藏寒。㊟蛔上入其膈，故烦，[论]须臾复止，得食而呕，又烦烦者，蛔闻食臭出，其人当自吐蛔。蛔厥者，乌梅丸主之。㊟又主久利。

乌梅三百枚　细辛六两　干姜十两　黄连十六两　当归四两　附子六两，炮，去皮　蜀椒四两，出汗　桂枝六两，去皮　人参六两　黄柏六两

上十味，异捣筛，合治之，以苦酒渍乌梅一宿，去核，蒸之五斗米下，饭熟捣成泥，和药令相得，内臼中，与蜜杵二千下，丸如梧桐子大，先食饮服十丸，日三服，稍加至二十丸。禁生冷、滑物、臭食等。

(339)伤寒，热少厥微[1]，指头寒，嘿嘿不欲食，烦躁，数日小便利，色白者，此热除也，欲得食，其病为愈。若厥而呕，胸胁烦满者，其后必便血。

(340)病者手足厥冷，言我不结胸，小腹满，按之痛者，此冷结在膀胱关元也。

① 厥微：宋本作“微厥”。

（341）伤寒发热四日，厥反三日，复热四日，厥少热多者，其病当愈。四日至七日，热不除者，必便脓血。

（342）伤寒厥四日，热反三日，复厥五日，其病为进。寒多热少，阳气退，故为进也。

（343）伤寒六七日，脉微，手足厥冷，烦躁，灸厥阴，厥不还者，死。

（344）伤寒发热，下利，厥逆，躁不得卧者，死。

（345）伤寒发热，下利至甚，厥不止者，死。

（346）伤寒六七日不利，便发热而利，其人汗出不止者，死。有阴无阳故也。

（347）伤寒五六日，不结胸，腹濡，脉虚，复厥者，不可下。此亡血，下之死。发热而厥，七日下利者，为难治。

（348）伤寒脉促，手足厥逆者，可灸之。

**（350）伤寒，脉滑而厥者，里有热也，白虎汤主之。**

**（351）手足厥寒，脉细欲绝者，当归回逆汤主之。**

**（352）若其人内有久寒者，宜当归回逆加吴茱萸生姜汤。**

**又方**

当归三两　桂枝三两，去皮　芍药三两　细辛三两　甘

草二两，炙　通草二两　大枣二十五枚，擘，一法十二枚

上七味，以水八升，煮取三升，去滓，温服一升，日三服。

当归回逆加吴茱萸生姜汤

当归三两　芍药三两　甘草二两，炙　通草二两　桂枝三两，去皮　细辛三两　生姜半斤，切　茱萸二升　大枣二十五枚，擘

上九味，以水六升，清酒六升和，煮取五升，去滓，分温五服[1]。

（353）大汗出，热不去，内拘急，四肢疼，又下利，厥逆而恶寒者，回逆汤主之。

（354）大汗，若大下利而厥冷者，回逆汤主之。

（355）病人手足厥冷，脉乍紧者，邪结在胸中，心下满而烦，饥不能食者，病在胸中，当须吐之，宜瓜蒂散。

（356）伤寒厥而心下悸，宜先治水，当服茯苓甘草汤，却治其厥。不尔，水渍入胃，必作利也。

（357）伤寒六七日，大下后，寸脉沉而迟，手足厥

① 分温五服：宋本作“温分五服”，且其后有小字“一方，水、酒各四升”。

逆，与回逆汤[1]。下部脉不至，咽喉不利，唾脓血，泄利不止者为难治，属麻黄升麻汤[2]。

麻黄二两半，去节　升麻一两一分　当归一两一分　知母十八铢　黄芩十八铢　萎蕤十八铢，一作菖蒲　芍药六铢　天门冬六铢，去心　桂枝六铢，去皮　茯苓六铢　甘草六铢，炙　石膏六铢，碎，绵裹　白术六铢　干姜六铢

上十四味，以水一斗，先煮麻黄一两沸，去上沫，内诸药，煮取三升，去滓，分温三服，相去如炊三斗米顷令尽，汗出愈。

（358）伤寒四五日，腹中痛，若转气下趣少腹者，此欲自利也。

**（359）伤寒本自寒下，医复吐下之，寒格，更逆吐下。若食入口即吐，干姜黄芩黄连人参汤主之。**

**干姜　黄芩　黄连　人参各三两**

**上四味，以水六升，煮取二升，去滓，分温再服。**

（360）下利，有微热而渴，脉弱者，令自愈[3]。

---

① 与回逆汤：宋本无此四字。

② 属麻黄升麻汤：宋本作“麻黄升麻汤主之”。

③ 令自愈：宋本作“今自愈”。第361条同，当属形近而讹。夫厥阴之为病，厥则下利，发热则利止。因厥阴下利为阴盛，发热而利止属阳复。此二条所论之证有欲愈之机而尚未愈，故其勿要令其自愈。

（361）下利，脉数，有微热汗出，令自愈。设复紧，为未解。

（362）下利，手足厥冷，无脉者，灸之不温，若脉不还，反微喘者，死。小阴[①]负趺阳者，为顺也。

（363）下利，寸脉反浮数，尺中自涩者，必清脓血。

（364）下利，脉沉弦者，下重也；脉大者，为未止；脉微弱数者，为欲自止，虽发热，不死。

（365）下利清谷，不可攻表，汗出必胀满。下利，脉沉而迟，其人面少赤，身有微热，下利清谷者，必郁冒，汗出而解。

（366）病人必微厥，所以然者，其面戴阳，下虚故也。

（367）下利，脉数而渴者，令自愈[②]。设不差，必清脓血，以有热故也。

（368）下利后脉绝，手足厥冷，晬时脉还，手足温者生，脉不还者死。

（369）伤寒下利，日十余行，脉反实者死。

（370）下利清谷，里寒外热，汗出而厥者，通脉

---

① 小阴：宋本作“少阴”。

② 令自愈：宋本作“今自愈”。

回逆汤主之。

（371）热利下重者，白头翁汤主之。

白头翁二两　黄柏三两　黄连三两　秦皮三两

上四味，以水七升，煮取二升，去滓，温服一升，不愈，更服一升。

（372）下利，腹胀满，身体疼痛者，先温其里，乃攻其表。温里宜回逆汤，攻表宜桂枝汤。

（373）下利欲饮水者，以有热故也，白头翁汤主之。

（374）下利谵语者，有燥屎也，宜小承气汤。

（375）下利后更烦，按之心下濡者，为虚烦也，宜豉子豉汤[①]。

（376）呕家有痈脓者，不可治呕，脓尽自愈。

（377）呕而脉弱，小便复利，有微热[②]，见厥者难治，回逆汤主之。

（378）干呕吐涎沫，头痛者，吴茱萸汤主之。

（379）呕而发热者，小柴胡汤主之。

（380）伤寒大吐久下之，极虚，复极汗出者，其人外气怫郁，复与之水，以发其汗，因得哕。所以然

① 豉子豉汤：宋本作“栀子豉汤”。
② 有微热：宋本作“身有微热”。

者，胃中寒冷故也。

（381）伤寒哕而腹满，视其前后，知何部不利，利之即愈。

# 辨厥阴病　霍乱[1]

（382）问曰：病有霍乱，何？答曰：呕吐而利，此名霍乱。

（383）问曰：病发热头痛，身疼恶寒，吐利者，此属何病？答曰：此名霍乱。霍乱自吐下，又利止，复发热也。

（384）伤寒，其脉微涩，本是霍乱，今是伤寒，却四五日，至阴经上，转入阴必利。本呕下利者，不可治也。欲以[2]大便，而反失气，仍不利，此属阳明也，便必硬，十三日愈。所以然者，经尽故也。下利后，当便硬，硬则能食者愈。今反不能食，到后经中，颇能食[3]，复过一经能食，过之一日当愈。不愈者，不属阳明也。

---

① 辨厥阴病　霍乱：宋本作“辨霍乱病脉证并治第十三”，下有小字“合六法，方六首”，且在正文前有子目 6 条（即“合六法”）。

② 以：宋本作“似”。

③ 颇能食：《广雅》卷三：“颇，少也。”清·王念孙《广雅疏证》：“颇者，略之少也。”颇能食，即稍能食。

（385）吐利[①]恶寒，脉微而复利，利止，亡血也。回逆加人参汤主之。

甘草三两[②]，炙　附子一枚，生，去皮，破八片　干姜一两半　人参一两

上四味，以水三升，煮取一升二合，去滓，分温再服。

（386）吐利[③]，霍乱头痛发热，身疼痛，热多欲饮水者，五苓散主之；寒多不用水者，理中丸主之。

人参　干姜　甘草炙　白术各三两

上四味，捣筛，蜜和为丸，如鸡子黄许大。以沸汤数合，和一丸，研碎，温服之。㊟日三四，夜一服[④]。

腹中未热，益至三四丸，然不及汤。汤法，以四物依两数切，用水八升，煮取三升，去滓，温服一升，日三服。

若脐上筑者，肾气动也，去术，加桂四两；吐多者，去术，加生姜三两；下多者，还用术；悸者，加茯苓二两；渴欲得水者，加术，足前成四两半；腹中痛者，加人参，足前成四两半；寒者，加干姜，足前成四

① 吐利：宋本无此二字。

② 甘草三两：宋本作“甘草二两”。

③ 吐利：宋本无此二字。

④ 日三四，夜一服：宋本作“日三四，夜二服”。

两半；腹满者，去术，加附子一枚。服汤后如食顷，饮热粥一升许，微自温，勿发揭衣被。（387）吐利止而身痛不休者，当消息和解其外，宜桂枝汤。[①] 小和利之。

（388）吐利汗出，发热恶寒，四肢拘急，手足厥冷者，回逆汤主之。

（389）既吐且利，小便复利，而大汗出，下利清谷，内寒外热，脉微欲绝者，回逆汤主之。（390）吐已下断，汗出而厥，四肢拘急不解，脉微欲绝者，通脉回逆加猪胆汁汤主之。[②]

甘草二两，炙　干姜三两，强人可四两　附子大者一枚，生，去皮，破八片　猪胆汁半合

上四味，以水三升，煮取一升二合，去滓，内猪胆汁，分温再服。其脉即来。㊟无猪胆，以羊胆代之。

（391）吐利发汗，脉平，小烦者，新虚不胜谷气故也。

---

① 吐利止，而身体不休者……宜桂枝汤：康平本将此句于理中丸方后加减法并作一条，如此可视作调摄护理的手段，而非以其治疗霍乱。

② 吐已下断……通脉回逆加猪胆汁汤主之：此句宋本单列为一条，康平本则与上条合并，如此则首论霍乱吐利交作、下利清谷属阴盛格阳的证治，随病情发展，渐至阳亡阴竭津枯，以致无物可吐、无物可下，故以通脉回逆汤急回其阳，又加猪胆汁苦寒坚阴、交通阴阳，以防格拒。

# 辨阴阳易差后劳复病[1]

（392）伤寒阴阳易之为病，其人身体重，小气[2]，少腹里急，或引阴中拘挛，热上冲胸，头重不欲举，眼中生花，膝胫拘急者，烧裈散主之。

妇人中裈近隐处，取烧作灰。

上一味，水服方寸匕，日三服。小便即利，阴头微肿。㊟此为愈矣。妇人病取男子裈烧服。

（393）大病差后，劳复者，枳实栀子汤主之。

枳实三枚，炙　栀子十四个，擘　豉一升，包绵[3]

上三味，以清浆水七升，空煮取四升，内枳实、栀子，煮取二升，下豉，更煮五六沸，去滓，温分再服，覆令微似汗。㊟若有宿食者，内大黄如博棋子五六枚，服之愈。

伤寒差以后，更发热，小柴胡汤主之。

① 辨阴阳易差后劳复病：宋本作“辨阴阳易差后劳复病脉证并治第十四”，下有小字“合六法，方六首”，且在正文前有子目 6 条（即“合六法”）。

② 小气：宋本作“少气”。

③ 包绵：宋本作“绵裹”。

（394）脉浮者，少以汗解之。脉沉实者，少以下解之。[①]

（395）大病差后，从腰以下有水气者，牡蛎泽泻散主之。

牡蛎熬　泽泻　蜀漆暖水洗，去腥　葶苈子熬　商陆根熬　海藻[②]　栝蒌根各等分

上七味，异捣，下筛为散，更于臼中治之，白饮和服方寸匕，日三服。小便利，止后服。

（396）大病差后，喜唾，久不了了，胸上有寒，当以丸药温之。宜理中丸。

（397）伤寒解后，虚羸少气，逆欲吐[③]，竹叶石膏汤主之。

竹叶二把　石膏一斤[④]　半夏半升，洗　麦门冬一升，去心　人参二两　甘草二两，炙　粳米半升

上七味，以水一斗，煮取六升，去滓，内粳米，煮米熟，汤成去米，温服一升，日三服。

（398）病人脉已解，而日暮微烦，以病新差，人强与谷，脾胃气尚弱，不能消谷，故令微烦，损谷则愈。

---

① 脉浮者……少以下解之：宋本作“脉浮者，以汗解之。脉沉实者，增下解之”。康平本单列成文，增两个“少”字，强调病差后祛邪务必顾护正气，足见医圣谆谆苦心。

② 海藻：宋本后有小字“洗，去咸”。

③ 逆欲吐：宋本作“气逆欲吐”。

④ 石膏一斤：底本石膏无用量，据宋本补。

凡疗治之方，有奇恒之理奥，毒药之化机，又经旨之所秘，多传方文字，传法□□□□□□□□□□□□□□□□□□□□□□□□□□□□□□□□□□□中之学，先讲家传之论说，而后可令逅四部之教习□也。

康平三年二月十七日

侍医丹波雅忠

贞和二年十二月十五日以家秘说授典药权助毕

和气朝臣嗣成

南山隐士山秋五徂谨书

# 附

## 叶橘泉序[1]

中国医药之最有价值而为近世科学医界所推崇者，厥惟张仲景之《伤寒论》，是书当成于汉建安十余年（公历二〇七八年之间），距今已一千七百三十余年矣。西晋永嘉（怀帝）之乱，书已散佚。太医令王叔和（公历二百六十余年之间）搜集撰次，复加阐释，以传于世。晋汉相距尚近（祇六十余年），虽非仲景原本，尚得窥见其大概焉。中经五胡之乱，其书复晦，又为江南诸师所秘，传者益鲜，故初唐孙思邈撰《千金要方》，未获其书，后幸得之，始采入《翼方》。逮宋开宝中（公历九百七十余年间），高继冲编录《伤寒论》献进，藏诸秘府，未加校正。至治平、熙宁间（公历一千〇六十七八年），英宗召天下儒臣校理医籍，高保衡、孙奇、林亿诸人与焉。《伤寒论》即经诸公校

① 叶橘泉序：叶橘泉对大冢敬节所赠《康平本伤寒论》精版后，交由上海千顷堂书局出版发行，名为《古本康平伤寒论》。此序言即叶橘泉在 1946 年 10 月所书，录于《古本康平伤寒论》中。

正以劖版行世，是为宋本，而仲景之学复行于世。未几又以靖康之乱，中原云扰，文物坠地，其书又在若存若亡之间。南宋迄元，未闻重刊。至明万历间，虞山赵开美得宋本，随覆刊之，文字端好，颇存治平之旧。赵刊至今又三四百年，其书已希如星凰，除东国枫山秘府藏有一部外，国内惟吾友范行准先生有其书。至民国初年，恽铁樵氏影印《伤寒论》，号称明赵开美本，实则原本为日本安政间掘川济氏据秘府藏本所覆刊者，恽氏固未见赵刻原书耳。聊摄成无己（无己，聊摄人也，后聊摄合并于金，故为金人）著《伤寒论注解》，附《伤寒明理论》三卷，《论方》一卷，是为成本。然传本辗转篡改，已失原书之旧，前人已有议其失矣。我国《伤寒论》之存世者，惟宋本、成本为善，而文字犹多疑义。盖自西晋迄北宋，传钞既久，错乱羼杂割裂窜补，已失叔和撰次之真面目也。予近得日本所藏《康平伤寒论》，与通行本大异，殆系叔和撰次之真本。其书原文每页十六行，行十四五字不等，中间有嵌注，有旁书，又有阙字以□示之，又“太阳病”之为“大阳病”，“四逆汤”之为“回逆汤”，“真武汤”之为“玄武汤”等，均为自来注家怀疑莫决之答案。又仲景自序前后文气之不同，注家颇有疑非一人之手笔者，亦莫能决其疑。读是本，始知自序原文至“若能寻余所集，思过半矣”为止，“夫天布五行以运万类”云云，为叔和之附注（仲景序原文每行十五字，此附注为每行十三字，另成一段，厘然分明），明分段目也。且《辨脉》《平脉》及《辨不可发汗病》以下诸篇，诸家多以为叔和增益，此本乃无此诸篇，知增益者非叔和，而为后世人也。居今日而言《伤寒论》，千七百余年前仲景之原文固已残缺淆乱，而千六百年前王叔和撰次之本，数百年来亦不获视其真面目。学者于《伤寒论》破碎支离之处，辄归咎于叔和，叔和实不任其咎也。呜呼！传仲景之道者，惟叔和。续叔和之绪者，则东邦人士之力为多，而大冢敬节君则宏大其道者也。是书东传，在大宝以前抑天平以后虽不可考，验其行式，犹存唐卷子本之旧，书尾有丹波雅忠跋。彼邦又别有称《和气氏古本伤寒论》者，与本书同文异名。盖康平后三百余年有和气嗣成跋其后，故别题是名。嗣成之先人清麿，国之耆宿，好学重医，以其采邑资大学，建文库，搜集经史百家书，子孙承之，其后代显于医者甚多，与丹波氏两两相倚，大开其道云。今大冢氏获是书，喜其纯古，知为利根川济氏遗物，复搜寻其他藏本，得《和气氏古本伤寒论》(均为传写之卷子本),精密校正,其主旨在存古式,故行数、字数、旁书、嵌注,一一悉存其旧,而于上栏详注诸本之异同,其传道之苦心,为学之忠诚,殊堪敬佩。橘于二十年来,寝馈于仲景之学,每于善本难得之欢,今蒙大冢君以其校注《古本康平伤寒论》交换拙著,骤得是书,如获至宝而惊喜不寐,亟函商大冢君为之重印于吾国,以广流传。幸承慨诺,复增予原抄本,故虽与百物胜贵纸张奇昂之今日,勉力设法付印。仲景之道统及叔和之传衍,于我国冒昧已八九百年,今竟获珠还合浦,其中殆有数存焉。爰叙其涯略于此,或曰:我国之古本何竟失于我而传于彼?曰:此盖一因于彼邦开国以来国内战争之事尚鲜,不若我国之多经烽烟。一因日人好学重医,朝野上下如出一辙,回溯既往,环视现状,诚令人不禁兴无限之感慨也。是为序。

公元一九四六年十月

吴兴叶橘泉书于苏州西美巷存济医庐

# 例　言[1]

一、本书题曰《康平伤寒论》，又别有称《和气氏古本伤寒论》者，共是同文异题，盖康平中丹波雅忠跋卷尾，厥后叁百余年，贞和中和气嗣成跋其次，所以有是题名。

一、在昔，方技家之有道也，会乎意，传乎神，存术其人，故虽有书传，非得心授，则不能通晓其用。传云，汉时张仲景，集成医方药术，及至魏晋之代，其子弟散居湖江之间，岐径支分，渐丧真传。于是，晋大医令王叔和撰次之，以传于世。选次者，谓选叙以承其次也，从是之后，六朝之颓乱，佛巫糁方技百家，而过李唐，迄赵宋，残籍混溷，殆无存真本，故诸家之簒辑校注，邈邈尔，恰如探梦，捕捉甚难。予赖获本书，窃参较之，其有窜入，有伪托，有阙文，有僭补，有转倒，有划削者，截然而分。呜呼！张氏

① 例言：此例言系大冢敬节于昭和十二年（1937年）校注出版《康平本伤寒论》所写。

之传，其存于此耶，否耶！

一、晋宋之史，已记我通聘之事。及李唐兴，经史百家之学术，多入于我，而医方药术，渐致其盛矣。按延历弘仁之际，和气清麿，以一国之耆宿，好学重医，以采其邑，供大学之资，建文库，搜集经史百家书，子孙承及。延喜之后，显于医者甚多，与国医丹波氏，两两相倚，大开其道云：本书存于我者，岂为无因由于此乎。

一、晚唐五季之间，方技百家，多丧其传，虽有书传，谬妄伪托，不足置信，迨赵宋之时，古书之纂修补订大起。乃开宝中，高继冲编录《伤寒论》。后英宗命儒臣纂修医籍，高保衡、孙奇、林亿等校定《伤寒论》，其书今不传。后世，以明赵开美所梓行者，称诸宋本，固非有信据也。又别有金人成无己之注解本，称《成本伤寒论》。盖开美本刻本则录加减之方各条下，无己注本集之附卷尾，其章句文字，虽有异同，亦是钝骡雌雄之辨而已。

一、国朝庆元之后，明人舶载医药百家书者渐多，然医家皆难读解，及明医郑一元来长崎讲习诊方药术，《金匮》《千金》《脉经》《外台》之诸书，大行于世，从是读诵讲论竞起。然《金匮玉函经》虽谓前唐之遗典，对校诸《千金翼方》，则或同其引例，几不留一超见，而《金匮要略》《脉经》《外台秘要》诸书，亦皆据宋后之《伤寒论》为其说，混溷古义者，比比皆然，而医家各立门户之见，相竞注疏论补《伤寒论》至杂然以百数。其称古方派，称近方派，称折衷派，称韩方，称和方，钓名渔利之术，不猾其真者几罕，予仍参校考核，辨异同于栏外。

一、本书之传来，在大宝以前耶，将在天平以后耶，固不可考之。然袭藏传写，以及康平之时，依然存其古态式，一丁十六行，行十五字，间有十四字及十三字，嵌注旁书极分明，阙字以“□”示之，自足窥晋代之遗型。予今参校之宋后之诸本，其旁书嵌注，多混入本文，阙处有滥补，有划削，伤意减义者，不甚鲜。又有分一章为二三章者，有合二三章为一章者，有转倒次序者，后世人古书改窜之罪，信不为轻也。

一、《辨脉法》《平脉法》及《辨不可发汗病脉证并治》以下诸篇，注家多是为王叔和所增益，然本书不揭此诸篇，乃可知增益之者，非叔和而为后世人也，又诸本皆“大阳病”作“太阳病”，“回逆汤”作“四逆汤”，“玄武汤”作“真武汤”之类颇多，且章句或有增损，或剩，或鸩，一一辨之栏外。

一、本书之刻，专在存古态式，故行数字数、旁书嵌注，一莫所改窜，但加之句读添目次者，予之婆心，供初学之便而已。

一、上栏随便，以本书称原本，随俗称以赵开美梓行本称宋本，以成无己注本称成本，以《金匮玉函经》称《玉函》，以《金匮要略》称《金匮》，而称坊本者，坊间《伤寒论》之杂籍也。

一、本书系川越利根川济氏遗藏，予获之参校他家藏本一部，及《和气氏古本伤寒论》二部，皆是传写之旧本，子午亥豕之讹，修订难尽，博雅君子，幸谅之。闻利根川济氏，幕末之人，有国玉医则，神遗方发挥之著，以和方为一家云。

昭和丁丑立春　大冢敬节拜识

# 重印例言[1]

一、重印本书时之校对，系依据大冢敬节氏之校印本，及同氏所得之古抄本两书。原本均为每页两面十六行，行十五字及十四字、十三字者，今改为每页二十四行，行二十七字及二十六字、二十五字者，以纸价太昂，故节省不必要之篇幅外，他如旁书、附注、嵌注、阙号及章法、眉注等，悉如原式，绝不敢妄参己意，略有变更。

一、因求保存原来面目，故其中有明明错误之字，如豉栀豉汤等，及大冢氏眉注之有错误处，悉仍其旧，惟间加按语而已。

一、本书校印时，承西安黄竹斋同志惠赠其所校印《白云阁藏本仲景十二稿伤寒杂病论》，因加校注其异同之处于书眉。

一、康平原书，承范行准先生之校阅，以朱书小

① 重印例言：由叶橘泉所书，见于1947年上海千顷堂书局出版发行的《古本康平伤寒论》。

纸粘附书端者数处，因亦注于书眉。

一、余得是书，适在苏垣沦陷期间，物资悉被统治而缺乏，故待胜利后付印。讵料物价依然继续增高，且是书又须依照旧钞本格式，旁注、夹注，并加眉注等，而排印工资倍蓰于寻常书本，因付印之困难重重而蹉跎时日。幸承同志李畴人兄热心协助，合作印行，同时并蒙书画家费新我先生鼎力介绍上海光艺印刷厂，复承该厂钱君匋王良先生等，在予以便利，得以出版，并以此志谢。

一、本书承余云岫先生赐予校读，陈郁、陆渊雷、范行准、宋大仁、洪贯之诸先生赐序跋，并志谢忱。

中华民国三十六年岁在丁亥季秋　叶橘泉谨识

# 二次重印附言[①]

《康平本伤寒论》为我国现存最佳之版本，凡今本文字可疑之处，此本皆作旁注嵌注，阙落则作空框。如仲景自序“撰用”以下二十三字为注文，“夫天布五行”以下则另行，不同于原文，显为后人所掺入。余得此本于建国前，物价狂涨，在极端艰难中，筋疲力倦而自筹排版付印，印数极少，现在几似凤毛麟角。湖南科学技术出版社有感于党中央重视中医的大好形势，打算重印《康平本伤寒论》，函商于余。我无条件表示衷心赞助，愿将手边仅存之本赠予重印，并力求存其旧有面目以飨学者。

谨此附言。

一九八六年五月　九一叟　叶橘泉

① 二次重印附言：此附言系 1988 年湖南科学技术出版社重印《古本康平伤寒论》时，邀请叶橘泉所撰写。

# 康治本伤寒论

# 《康治本伤寒论》序

余平生喜聚古写方书，苟闻有藏之者，必求而观焉。往年越后人某示影钞康治年间沙门了纯写《伤寒论》一卷，开合数回不能释手。问其原本，则云藏同乡某处。余欲之而口不敢言，到今宛然心目矣。

一日，柳河户上玄斐来谒，亦出示一卷，盖其友河口春龙誊从奥人，而玄斐以宋板对校者也。然则奥人所藏转归越人手，而余曾观其影钞。吁！亦可谓奇矣！

抑玄斐之苦心笃志实可嘉也。因怂恿寿诸梨枣[1]，而他日余亦或得越人影钞而梓之，与此并行焉，则岂不亦一大快事乎！乃为弁其由于卷端。

嘉永二年春王正月

中务少辅丹波赖易　池内奉时填讳

① 寿诸梨枣：旧时刻书多用梨木或枣木，因而常以“梨枣”作为书版的代名词。源自乾隆针对纪晓岚修订《四库全书》的御旨“择其中罕见之书，有益于世道人心者，寿之梨枣，以广流传”。

先考既作此序，未及净书而易箦[1]矣。玄斐因请余代书，援笔不堪风木之叹也。

丙辰嘉平月　丹波赖德识



① 易箦：是用来作病危将死的典故，源于《礼记·檀弓上》。

# 刻《康治本伤寒论》叙

余尝游北筑，与唐津人河口春龙相善。乙巳春，余将东游，邅道[1]过肥，会其不在焉。其明年邂逅于京师，欢如旧日矣。

示一小册于余曰：此书比睿山[2]所藏，奥之医生得之武州永源寺僧。吾学于东武，与其人欢，固请得见，因写藏之。原本唐贞元乙酉所写，相传昔者睿山僧入唐，誊写以归。康治二年癸亥，沙门了纯再写焉，卷末所录，可参征也。

唯卷中作圈及二四八、六十四等字，不知何故。余受读之者再三，较诸宋板、成本及近世坊本，所载方仅五十首，如其阙文，是固无论。以余臆之，此书

① 邅（zhān）道：坎坷的道路。

② 比睿山：别称天台山，日本七高山之一。传法大师最澄由唐朝回国后，居住在比睿山延历寺修行。此后又出现过多名德高望众的僧侣，后成为日本天台宗山门派的总本山。

或别有所流传，而未经叔和氏之撰次者欤。盖李唐距西晋三百余年，互相传写，固当有别本，且前辈所疑而阙如者，此书概不载，以为古之遗文，亦不诬也。

自贞元至于康治三百余年，自康治至于今七百余年，既经千载之久，彼之所逸，而独岿然存乎本邦者，谓之灵祇所护，谁曰不然？岂非国家文明之化，施及方技者邪！览者不以余言之固陋弃之，则幸甚。

嘉永改元春三月望

柳河医官　户上重较玄斐谨撰

# 凡　例

一、此书在卷末蠹毁者，似“乙”字。按《唐书》德宗贞元二十一年乙酉崩，而顺宗即位，其八月改元永贞也。

一、唐贞元二十一年，当我延历二十四年，至康治二年，三百三十九年；自康治二年，至嘉永纪元，七百五年。合计之，则千四十四年也。

一、此书较宋板、成本及近世坊本仅什一也，其前后次第，亦颇不同。蠹毁误脱，不敢补之，所以存旧也。

一、此书所载方，通计五十首。而原本不举其目次，今录之，以备便览耳。

一、此书原题曰《伤寒论》，然宋板及其他类本甚多，而近世所行小刻本，独以《伤寒论》称焉。因冠以“康治本”三字，而别小刻而已。

一、世所传《伤寒论》，宋板最古，故标注引宋板，以辨异同。抑以余之浅学疏卤，恐多误谬，览者恕焉。

户上重较又识

# 目　录[1]





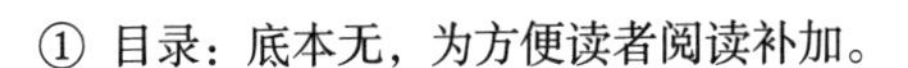

① 目录：底本无，为方便读者阅读补加。

# 方目次[1]



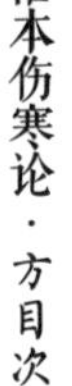


① 方目次：底本无页码，为方便读者检索方剂补加。

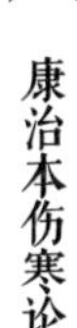

# 伤寒论

（001）太阳之为病，脉浮，头项强痛而恶寒。

（002）太阳病，发热，汗出，恶风，脉缓者，名为中风。

（003）太阳病，或已发热，或未发热，必恶寒，体痛，呕逆，脉阴阳俱紧者，名曰伤寒（宋版作“名为伤寒”）。

（012）太阳中风，阳浮而阴弱，阳浮者，热自发，阴弱者，汗自出，啬啬恶寒，淅淅恶风，翕翕发热，鼻鸣干呕者，桂枝汤主之。

桂枝三两，去皮　芍药三两　甘草二两，炙　生姜三两，切　大枣十二枚，擘

上五味，吹咀三味（按宋版无“三味”字，恐衍[1]），以

① 按宋版无“三味”字，恐衍：此注释有误，宋本《伤寒论》原文有“三味”两字。

水七升[1]，微火煮取三升，去滓，适寒温，服一升（宋版“服一升”下有“服已须臾，啜热稀粥一升余，以助药力。温覆令一时许，遍身漐漐，微似有汗者益佳，不可令如水流漓，病必不除。若一服汗出病差，停后服，不必尽剂；若不汗，更服依前法；又不汗，后服小促其间，半日许，令三服尽。若病重者，一日一夜服，周时视之。服一剂尽，病证犹在者，更作服。若汗不出，乃服至二三剂。禁生冷、黏滑、肉面、五辛、酒酪、臭恶等物”百三十一字）。

（013）太阳病，头痛，发热，汗出，恶风者[2]，桂枝汤主之。

（014）太阳病，项背强几几，反汗出恶风者，桂枝加葛根汤主之。

桂枝三两，去皮　芍药三两　甘草二两，炙　生姜三两，切　大枣十二枚，擘　葛根四两

上六味，以水一斗，先煮葛根减二升，去上沫，内诸药，煮取三升，去滓，温服一升（按宋版有“麻黄三两，去节”六字，恐衍。且作桂枝、芍药各二两，“上六味”云云，亦作“上七味，以水一斗，先煮麻黄、葛根”云云，“温服一升”下有“覆取微似汗，不须啜粥，余如桂枝法将息及禁忌”十九字）。

---

① 升：底本作“舛”，据宋本改为“升”。

② 者：宋本无此字。

（020）太阳病，发汗[1]，遂漏不止，其人恶风，小便难，四肢微急，难以屈伸者，桂枝加附子汤主之。

桂枝三两，去皮　芍药三两　甘草二两（宋版作"甘草三两"），炙　生姜三两，切　大枣十二枚，擘　附子一枚，炮，去皮，破八片

上六味，以水七升，煮取三升，去滓，温服一升（宋版"温服一升"下有"本云桂枝汤，今加附子，将息如前法"十四字）。

（021）太阳病，下之后，脉促胸满者，桂枝去芍药汤主之。

桂枝三两，去皮　甘草二两，炙　生姜三两，切　大枣十二枚，擘

上四味，以水七升，煮取三升，去滓，温服一升（宋版"温服一升"下有"本云桂枝汤，今去芍药，将息如前法"十四字）。

（028）服桂枝汤，或下之后（宋版"下之"下无"后"字），仍头项强痛，翕发热（按宋版及诸本皆作"翕翕发热"，此书恐似脱一字），无汗，心下满微痛[2]，小便不利者，桂枝去桂枝加白术茯苓汤主之（按宋版及诸本皆作"桂枝去桂加茯苓白术汤"）。

---

① 汗：底本漫漶，据宋本补。

② 痛：底本缺，据宋本补。

芍药三两　甘草二两，炙　生姜三两，切　大枣十二枚，擘　白术三两　茯苓三两

上六味，以水七升，煮取三升，去滓，温服一升（宋版作“水八升”。“温服一升”下有“小便利则愈。本云桂枝汤，今去桂枝，加茯苓、白术”十九字）。

（026）服桂枝汤，不汗出后，大烦渴不解，脉洪大者，白虎加人蓡汤主之（按宋版作“大汗出”，“人蓡”亦作“人参”，且载剂及煎法）。

（029）伤寒脉浮，自汗出，小便数，心烦，微恶寒，脚挛急，反服桂枝汤。得之便厥，咽中干，烦躁，吐逆者，与甘草干姜汤，以复其阳。若厥愈者，与芍药甘草汤，以其脚伸；若胃气不和，谵语者，与调胃承气汤；若重发汗者，四逆汤主之（宋版作“伤寒脉浮，自汗出，小便数，心烦，微恶寒，脚挛急，反与桂枝欲攻其表，此误也。得之便厥，咽中干，烦躁，吐逆者，作甘草干姜汤与之，以复其阳；若厥愈足温者，更作芍药甘草汤与之，其脚即伸。若胃气不和，谵语者，少与调胃承气汤；若重发汗，复加烧针者，四逆汤主之”）。

甘草四两，炙　干姜三两

上二味，以水三升，煮取一升二合，去滓，分温再服（宋版作“干姜二两”，“二合”作“五合”）。

芍药三两　甘草三两，炙

上二味，以水五升，煮取一升五合，去滓，分温三服（按宋版作“白芍药、甘草各四两，炙”，“五升”作“三升”，“三服”作“再服”，其下有调胃承气汤方及煎[①]法二十八字，四逆汤方及煎法三十一字）。

（031）太阳病，项背强几几，无汗恶[②]风者（宋版“恶风”下无“者”字），葛根汤主之。

葛根四两　麻黄三两，去节　桂枝二两，去皮　芍药二两　甘草二两，炙　生姜三两，切　大枣十二枚，擘

上七味，以水一斗，先煮葛根、麻黄，减二升，去白沫，内诸药，煮取三升，去滓，温服一升（宋版“温服一升”下有“覆取微似汗，余如桂枝法将息及禁忌。诸汤皆仿此”二十字）。

（032）太阳与阳明合病者，必自下利，葛根汤主之。

（033）太阳与阳明合病，不下利，但[③]呕者，葛根加半夏汤主之。

葛根四两　麻黄三两，去节　桂枝二两，去皮　芍药二两　甘草二两，炙　大枣十二枚，擘　生姜三两（宋版作“生姜二两，切”）　半夏半升，洗

---

① 煎：底本作“前”，据文意改为“煎”字。

② 恶：底本此处部分缺损，据宋本补。

③ 但：底本作“但”，据宋本改。

上八味，以水一斗，先煮葛根、麻黄[①]，减二升，去白沫，内诸药，煮取三升，去滓，温服一升（宋版“温服一升”下有“覆取微似汗”五字）。

（035）太阳病，头痛发热，身疼腰痛，骨节疼痛，恶风，无汗而喘者，麻黄汤主之。

麻黄三两，去节　桂枝二两，去皮　甘草二两（宋版作“甘草一两”），炙　杏仁七十个，去皮尖

上四味，以水九升，先煮麻黄，减二升，去上沫，内诸药，煮取二升半，去滓，温服八合（宋版“温服八合”下有“覆取微似汗，不须啜粥，余如桂枝法将息”十六字）。

（038）太阳中风，脉浮紧，发热恶寒，身疼痛，不汗出而烦躁者，青龙汤主之（宋版作“大青龙汤主之”，下有“若脉微弱，汗出恶风者，不可服之。服之则厥逆，筋惕肉[②]瞤，此为逆也”二十六字）。

麻黄六两，去节　桂枝二两，去皮　甘草二两，炙　杏仁四十个，去皮尖　生姜三两，切　大枣十二枚（宋版作“杏仁四十枚”“大枣十枚”），擘　石膏如鸡子大，碎

上七味，以水九升，先煮麻黄，减二升，去上沫，内诸药，煮取三升，去滓，温服一升（宋版“温服一升”

① 葛根、麻黄：宋本作“麻黄、葛根”。
② 肉：底本作“囟”，据宋本改。

下有“取微似汗，汗出多者，温粉扑[1]之。一服汗者，停后服。若复服，汗多亡阳遂虚，恶风烦躁，不得眠也”三十六字）。

（039）伤寒，脉浮缓，身不疼但重，乍有轻时，无少阴证者，青龙汤发之[2]。

（061）发汗，若下之后，昼日烦躁不得眠，夜而安静，不呕，不渴，脉沉微，身无大热者，干姜附子汤主之（按宋版作“下之后，复发汗”云云，且“不渴”下有“无表证”三字）。

干姜一两半　附子一枚，生用，去皮，破八片（按宋版作“干姜一两”，“破”亦作“切”）

上二味，以水三升，煮取一升二合（宋版作“煮取一升，去滓，顿服”），分温服，再服（按“温服”之“服”恐衍）。

（063）发汗后，汗出而喘，无大热者，麻黄甘草杏仁石膏汤主之（宋版“发汗后”下有“不可更行桂枝汤”七字，“无大热者”下作“可与麻黄杏仁甘草石膏汤”）。

麻黄四两，去节　甘草二两，炙　石膏半斤，碎[3]（按宋版“麻黄四两，去节”下有“杏仁五十个，去皮尖”八字，此书盖似脱）

---

① 扑：宋本作“粉”。

② 青龙汤：宋本作“大青龙汤”。

③ 半斤，碎：宋本作“半斤，碎，绵裹”。

上四味，以水九升，先煮麻黄，减二升，去上沫，内诸药，煮取二升，去滓，温服一升（宋版作“上四味，以水七升，煮麻黄，减二升”。“温服一升”下有“本云，黄耳杯”五字）。

（065）发汗后，脐下悸，欲作奔豚者（按宋版“发汗后”下有“其人”二字，“脐下悸”下有“者”字，而“奔豚”下无“者”字），茯苓[①]桂枝甘草大枣汤主之。

茯苓半斤　桂枝三两（宋版作“桂枝四两”），去皮　甘草二两，炙　大枣十五枚，擘

上四味，以甘烂水[②]一斗，先煮茯苓，减二升，内诸药，煮取三升，去滓，温服一升（宋版“温服一升”下有“日三服”三字，其下有“作甘烂水法：取水二斗，置大盆内，以杓扬之，水上有珠子五六千颗相逐，取用之”三十一字）。

（067）发汗，若下之后，心下逆满，气上冲胸，起则头眩者（宋版作“伤寒若吐、若下后”，“头眩”下有“脉沉紧，发汗则动经，身为阵阵摇”十三字），茯苓桂枝甘草白术汤主之。

茯苓四两　桂枝三两，去皮　甘草二两，炙　白术二两

上四味，以水一斗，煮取三升，去滓，温服一升（按宋版作“水六升”，“温服一升”亦作“分温三服”）。

---

① 苓：底本此处缺损，宋本作“苓”，据补。

② 甘烂水：宋本作“甘澜水”。

(069)发汗，若下之后（按宋版“发汗，若下之”下无“后”字，而有“病仍不解”四字），烦躁者，茯苓四逆汤主之。

茯苓四两　甘草二两，炙　干姜一两半　附子一枚，生用，去皮，破八片　人参二两（宋版作“人参一两”）

上五味，以水三升，煮取一升二合，去滓，分温再服（宋版作“以水五升，煮取三升，去滓，温服七合，日二服”）。

(070)发汗，若下之后，反恶寒者，虚也，芍药甘草附子汤主之。[1]但热者，实也，与调胃承气汤（宋版作“发汗后，恶寒者，虚故也；不恶寒，但热者，实也。当和胃气，与调胃承气汤”）。

芍药三两　甘草三两，炙　附子一枚，炮，去皮，破八片

上三味，以水五升，煮取一升五合，去滓，分温三服（宋版“分温三服”下有“疑非仲景方”五字，“大黄四两”下有“去皮清”三字）。

大黄四两，酒洗　甘草二两，炙　芒硝[2]半升

上三味，以水三升，煮取一升，去滓，内芒硝，更煮两沸，顿服。

---

① 发汗……芍药甘草附子汤主之：宋本作“发汗，病不解，反恶寒者，虚故也，芍药甘草附子汤主之”。

② 硝：底本作“消”，据宋本改为“硝”。

（071）发汗，若下之后，虚烦不得眠。若实剧者（宋版作“发汗后，水药不得入口，为逆。若更发汗，必吐下不止。发汗吐下后，虚烦不得眠，若剧者”云云），必反覆颠倒，心中懊侬，栀子豉汤主之；若少气者，栀子甘草豉汤主之；若呕者，栀子生姜豉汤主之。

栀子十四个，擘　香豉四合，绵裹

上二味，以水四升，先煮栀子，得二升半，内豉，煮取一升半，去滓，分为二服，温进一服（宋版“温进一服”下有“得吐者，止后服”六字）。

栀子十四个，擘　甘草二两（宋版“甘草二两”下有“炙”字）　香豉四合，绵裹

上三味，以水四升，先煮栀子、甘草，得（宋版“得”作“取”）二升半，内豉，煮取一升半，去滓，分为二服[1]，温进一服（宋版“温进一服”下有“得吐者，止后服”六字）。

栀子十四个，擘　生姜五两　香豉四合，绵裹

上三味，以水四升，先煮栀子、生姜，得（宋版“得”作“取”）二升半，内豉，煮取一升半，去滓，分为二服[2]，温进一服（宋版“温进一服”下有“得吐者，止后服”六

① 分为二服：宋本作“分二服”。
② 分为二服：宋本作“分二服”。

字[1]）。

（082）太阳病发汗，汗出后（按“汗出后”字宋版作“汗出不解”），其人仍发[2]热，心下悸，头眩，身瞤动，振振欲擗地，脉沉紧者（宋版无“脉沉紧”三字），真武汤主之（宋版“真武汤”主之下载方及煎法）。

（096）伤寒（宋版“伤寒”下有“五六日”三字）中风，往来寒热，胸胁苦满，嘿嘿不欲饮食，心烦喜呕，或胸中烦而不呕，或渴，或腹中痛，或胁下痞硬，或心下悸，小便不利，或不渴，身有微热，或咳者，小柴胡汤主之。

柴胡半斤　黄芩三两　半夏半升，洗　生姜三两，切（宋版“切”作“洗”[3]）　人参三两　甘草三两，炙　大枣十二枚，擘

上七味，以水一斗二升，煮取六升，去滓，再煎取三升，温服一升，日三服（宋版“日三服”下有“若胸中烦而不呕者”云云，百二十二字）。

（099）伤寒（宋版“伤寒”下有“四五日”三字），身热恶风，颈项强，胁下满，手足温而渴者，小柴胡汤主之。

---

① 字：底本作“服”，据文意改。
② 发：底本此处缺损，宋本作“发”，据补。
③ 宋版“切”作“洗”：此处眉批有误，宋本亦作“切”。

（100）伤寒，阳脉涩，阴脉弦，法当腹中急痛，先与建中汤。不愈者，小柴胡汤主之（按宋版作“小建中汤”，“愈”亦作“差”）。

桂枝三两，去皮　芍药六两　甘草二两，炙　生姜三两，切　大枣十二枚，擘　胶饴一升

上六味，以水七升，煮取三升，去滓，内饴，更上微火消尽，温服一升（宋版作“更上微火消解，温服一升”，下有“日三服。呕家不可用建中汤，以甜故也”十五字）。

（102）伤寒（宋版“伤寒”下有“二三日”三字），心中悸而烦者，建中汤[1]主之。

（103）太阳病，反二三下之，后呕不止，心下急，郁郁微烦者，大柴胡汤主之（宋版作“太阳病，过经十余日，反二三下之，后四五日，柴胡证仍在者，先与小柴胡。呕不止，心下急，郁郁微烦者，为未解也，与大柴胡汤，下之则愈”）。

柴胡半斤　黄芩三两　半夏半升　生姜五两（宋版“半夏半升”下有“洗”字，“生姜五两”下有“切”字，此似脱文）芍药三两　枳实四枚，炙　大枣十二枚，擘

上七味，以水一斗二升，煮取六升，去滓再煎，取三升，温服一升，日三服（宋版“日三服”下有“一方加大黄二两。若不加，恐不为大柴胡汤”十七字）。

① 建中汤：宋本作“小建中汤”。

（106）太阳病，热结膀胱，其人如狂，血自下，下者愈。但少腹急结者（宋版“太阳病”下有“不解”二字，“下者愈”下有“其外不解者，尚未可攻，当先解其外。外解已，但少腹急结者，乃可攻之”二十七字），与桃仁承气汤（宋版作“宜桃核承气汤”）。

桃仁五十个，去皮尖　大黄四两，酒洗　甘草二两，炙　芒硝二合（宋版“大黄四两”下无“酒洗”二字，“芒硝二合”亦作“二两”）　桂枝二两，去皮

上五味，以水七升，煮取二升半，去滓，内芒硝，更上微火一两沸，温服五合（宋版作“更上火，微沸下火，先食温服五合，日三服，当微利”）。

（135）伤寒，结胸热实，脉沉紧，心下痛，按之石硬者，陷胸汤主[1]之（宋版作“伤寒六七日，结胸热实，脉沉而紧，心下痛，按之石硬者，大陷胸汤主之”）。

大黄六两，酒洗　芒硝一升　甘遂一两，末

上三味，以水六升，先煮大黄，取二升，去滓，内芒硝，煮一两沸，内甘遂末，温服一升（按此方在宋版属“太阳病，脉浮而动数”条，而作“大黄六两，去皮”“甘遂一钱匕”，且“温服一升”下有“得快利止后服”六字）。

① 主：底本此处缺损，宋本作“主”，据补。

（136）太阳病，发汗而复下之后，舌上燥渴，日晡所有潮热，从心下至小腹硬满痛，不可近者，陷胸汤主之。（宋版作“太阳病，重发汗而复下之，不大便五六日，舌上燥而渴，日晡所小有潮热，从心下至少腹硬满而痛，不可近者，大陷胸汤主之”）。

（147）伤寒，发汗而复下之后（宋版“伤寒”下有“五六日，已”四字，“复下之”下无“后”字），胸胁满微结，小便不利，渴而不呕，但头汗出，往来寒热，心烦者（宋版“者”字下有“此为表未解也”五字），柴胡桂枝干姜汤主之。

柴胡半斤　黄芩三两　牡蛎二两，熬　栝蒌根三两　桂枝三两，去皮　甘草二两，炙　干姜一两（宋版作“栝楼根四两”，“干姜二两”）

上七味，以水一斗二升，煮取六升，去滓，再煎取三升，温服一升，日三服（宋版“日三服”下有“初服微烦，复服汗出便愈”十字）。

（149）太阳病，发汗而复下之后，心下满硬痛者，为结胸。但满而不痛者，为痞，半夏泻心汤主之（宋版作“伤寒五六日，呕而发热者，柴胡汤证具，而以他药下之，柴胡证仍在者，复与柴胡汤。此虽已下之，不为逆，必蒸蒸而振，却发热汗出而解。若心下满而硬痛者，此为结胸也，大陷胸汤主之。但满而不痛者，此为痞，柴胡不中与之，宜半夏泻心汤”）。

半夏半升，洗　黄连三两（宋版作“黄连一两”）　黄芩三两　人参三两　干姜三两　甘草三两，炙　大枣十二枚，擘

上七味，以水一斗，煮取六升，去滓再煎，取三升，温服一升，日三服（宋版“日三服”下有“须大陷胸汤者，方用前第二法”十二字）。

（152）太阳中风，下利呕逆（宋版“下利呕逆”下有“表解者，乃可攻之。其人漐漐汗出”十三字），发作有时，头痛，心下痞硬满，引胁下痛，干呕短气，汗出不恶寒者，表解（宋版“表解”上有“此”字）里未和也，十枣汤主之。

大枣十枚，擘　芫花熬，末　甘遂末　大戟末（宋版无“大枣十枚，擘”五字，芫花、甘遂、大戟下无“末”字）

上四味，以水一升半，先煮大枣，取一升，去滓，内诸药末，等分一两，温服之（宋版作“上三味，等分，各别捣为散，以水一升半，先煮大枣肥者十枚，取八合，去滓，内药末。强人服一钱匕，羸人服半钱。温服之，平旦服。若下少，病不除者，明日更服，加半钱，得快下利后，糜粥自养”）。

（157）伤寒汗出解之后，胃中不和，心下痞硬，干噫食臭，胁下有水气，腹中雷鸣，下利者，生姜泻心汤主之。

生姜四两，切　黄连三两　黄芩三两　人参三两　甘草三两，炙　大枣十二枚，擘　半夏半升，洗

上七味，以水一斗，煮取六升，去滓，再煎取三升，温服一升，日三服[①]（宋版作“黄连一两”，“人参三两”下有“干姜一两”四字，“上七味”作“上八味”）。

（158）伤寒中风，反二三下之后，其人下利日数十行，谷不化，腹中雷鸣，心下痞硬满，干呕，心烦不得安者，甘草泻心汤主之。（宋版作“伤寒中风，医反下之，其人下利日数十行，谷不化，腹中雷鸣，心下痞硬而满，干呕，心烦不得安。医见心下痞，谓病不尽，复下之，其痞益甚。此非结热，但以胃中虚，客气上逆，故使硬也）

甘草四两，炙　黄连三两（宋版作“黄连一两”）　黄芩三两　干姜三两　大枣十二枚，擘　半夏半升，洗

上六味，以水一斗，煮取六升，去滓，再煎取三升，温服一升，日三服。

（173）伤寒，胸中有热，胃中有邪气，腹中痛，欲呕吐者，黄连汤主之。

黄连三两　人参三两（宋版作“人参二两”）　干姜三两　桂枝三两，去皮　甘草三两，炙　大枣十二枚，擘　半夏半升，洗

① 日三服：宋本在此后有“附子泻心汤，本云加附子。半夏泻心汤、甘草泻心汤，同体别名耳。生姜泻心汤，本云理中人参黄芩汤去桂枝、术，加黄连并泻肝法”。

上七味，以水一斗，煮取三升，去滓，温服一升（按宋版“三升”作“六升”。“温服”下无“一升”字，而有“昼三夜二。疑非仲景方”九字）。

（172）太阳与少阳合病，自下利者，黄芩汤主之（宋本板作与“黄芩汤”）；若呕者，黄芩加半夏生姜汤主之。

黄芩三两　芍药三两（宋版作“芍药二两”）　甘草二两，炙　大枣十二枚，擘

上四味，以水一斗，煮取三升，去滓，温服一升（宋版“温服一升”下有“日再，夜一服”五字）。

黄芩三两　芍药三两①　甘草二两，炙　大枣十二枚，擘　半夏半升，洗　生姜三两②

上六味，以水一斗，煮取三升，去滓，温服一升（宋版“温服一升”下有“日再，夜一服”五字）。

（176）伤寒脉浮滑，表有热，里有寒者，白虎汤主之（宋版作“伤寒脉浮滑，此以表有热，里有寒，白虎汤主之”）。

石膏一斤，碎　知母六两　甘草二两，炙　粳米六合

上四味，以水一斗，煮米熟汤成，去滓，温服一升（宋版“温服一升”下有“日三服”三字）。

（168）伤寒下后，不解（宋版作“伤寒若吐若下后，七八

① 芍药三两：宋本作“芍药二两”。

② 生姜三两：宋本作“生姜一两半，一方三两，切”。

日不解"），热结在里，表里但（按"但"字，宋版及诸本皆作"俱"，此恐写误）热，时时恶风，大渴，舌上干燥而烦，欲饮水数升者，白虎加人参汤（按"白虎加人参"下宜有"汤主之"三字）。

石膏一斤，碎　知母六两　甘草二两，炙　粳米六合　人参二两

上五味，以水一斗，煮米熟汤成，去滓，温服一升（宋版"温服一升"下有"日三服"以下六十二字）。

（169）伤寒无大热，口烦渴（宋版作"口燥渴"），心烦，背微恶寒者，白虎加人参汤主之。

（180）阳明之为病，胃实也（宋版作"阳明之为病，胃家实是也"）。

阳明病，发热汗出，谵语者，大承气汤主之（按宋版缺此条，而大承气汤方附"阳明病脉迟，虽汗出不恶寒"条下）。

大黄四两，酒洗　厚朴半斤，炙，去皮　枳实五枚，炙　芒硝三合

上四味，以水一斗，先煮厚朴、枳实，取五升（宋版"厚朴、枳实"作"二物"，"取五升"下有"去滓"二字），内大黄，更煮取二升，去滓，内芒硝，更上微火一两沸，分温再服（宋版"分温再服"下有"得下余勿服"五字）。

（235）阳明病，发热，但头汗出，渴，小便不利者，身必发黄（宋版作“阳明病，发热汗出者，此为热越，不能发黄也。但头汗出，身无汗，剂颈而还，小便不利，渴饮水浆者，此为瘀热在里，身必发黄”），茵陈蒿汤主之。

茵陈蒿六两　栀子十四个，擘　大黄二两，酒洗

上三味，以水一斗二升，先煮茵陈蒿减二升，内栀子、大黄，煮取三升，去滓，分温三服（按宋版作“栀子十四枚”，“大黄二两”下无“酒洗”二字，而有“去皮”二字，“茵陈”下无“蒿”字，“二升”作“六升”，“栀子、大黄”作“二味”，“分温三服”作“分三服”，以下有“小便当利”云云二十三字）。

（219）三阳合病，腹满身重，难以转侧，口不仁，面垢，遗尿。发汗谵语，下之额上生汗（宋版作“谵语遗尿。发汗则谵语，下之则额上生汗”），手足逆冷。若自汗出者，白虎汤主之。

（263）少阳之为病，口苦，咽干，目眩也。

（273）太阴之为病，腹满而吐，自利也。

（273/279）太阴病，腹满而吐，食不下，自利益甚，时腹自痛者，桂枝加芍药汤主之。大实痛者，桂枝加芍药大黄汤主之（按“太阴之为病”，“太阴病”两条，宋版合为一条，作“太阴之为病，腹满而吐，食不下，自利益甚，时

腹自痛。若下之，必胸下结硬”。而桂枝加芍药汤及桂枝加大黄汤方，附“本太阳病，医反下之”条下）。

桂枝三两，去皮　芍药六两　甘草二两，炙　生姜三两，切　大枣十二枚，擘

上五味，以水七升，煮取三升，去滓，温服一升（宋版“温服一升”作“温分三服”，以下有“本云桂枝汤，今加芍药”九字）。

桂枝三两，去皮　芍药六两　甘草二两，炙　生姜三两，切　大枣十二枚，擘　大黄二两，酒洗（宋版无“酒洗”二字）

上六味，以水七升，煮取三升，去滓，温服一升（宋版“一升”下有“日三服”三字）。

（281）少阴之为病，脉微细，但欲寤也（按宋版诸本“寤”作“寐”，此恐写误）。

（303）少阴病，心中烦，不得眠者，黄连阿胶汤主之（宋版作“少阴病，得之二三日以上，心中烦，不得卧，黄连阿胶汤主之”）。

黄连四两　黄芩二两　芍药二两　鸡子黄二枚　阿胶三两[1]

上五味，以水六升，先煮三物，取二升，去滓，

① 阿胶三两：宋本作“阿胶三两，一云三挺”。

内胶烊尽，小冷，内鸡子黄，搅令相得。温服七合，日三服。

（304）少阴病，口中和，其背恶寒者，附子汤主之（宋版作“少阴病，得之一二日，口中和，其背恶寒者，当灸之，附子汤主之”）。

附子二枚，炮，去皮，破八片　白术三两（宋版作“白术四两”）　茯苓三两　芍药三两　人参二两

上五味，以水八升，煮取三升，去滓，温服八合（宋版作“温服一升”），日三服。

（305）少阴病，身体疼（宋版作“身体痛”），手足寒，骨节痛，脉沉者，附子汤主之。

（306）少阴病，下利便脓血者，桃花汤主之。

赤石脂一斤，一半全用，一半筛末　干姜一两　粳米一升

上三味，以水七升，煮米熟汤成，去滓，内赤石脂末，温服七合，日三服（宋版作“上三味，以水七升，煮米令熟，去滓，温服七合，内赤石脂末方寸匕，日三服。若一服愈，余勿服”）。

（309）少阴病，吐利，手足逆冷，烦躁欲死者，吴茱萸汤主之。

吴茱萸一升　人参二两　大枣十二枚，擘　生姜六两（宋版“生姜六两”下有“切”字）

上四味，以水七升，煮取二升，去滓，温服七合，日三服。

（311）少阴病，咽痛者，甘草汤主之（宋版作“少阴病二三日，咽痛者，可与甘草汤；不差，与桔梗汤”）。

甘草二两

上一味，以水三升，煮取一升二合，去滓，温服七合，日三服（宋版“一升二合”作“一升半”，“三服”亦作“二服”）。

（314）少阴病，下利者（宋版无“者”字），白通汤主之。

葱白四茎　干姜一两半　附子一枚，生用，去皮，破八片（宋版作“干姜一两”，“附子一枚，生”下无“用”字）

上三味，以水三升，煮取一升二合（宋版无“二合”字），去滓，分温再服。

（316）少阴病，腹痛，小便不利，四肢沉重疼痛，自下利，或咳，或小便利，或不下利，呕者[1]，真武汤主之（宋版“少阴病”下有“二三日不已，至四五日”九字，“自下利”下有“者，此为有水气，其人”八字，“下利”上无“不”字）。

白术三两（宋版作“白术二两”）　茯苓三两　芍药三两

① 呕者：宋本作“或呕者”。

生姜三两，切　附子一枚，炮，去皮，破八片

上五味，以水八升，煮取三升，去滓，温服七合，日三服（宋版“日三服”下有“若咳者”以下五十一字）。

（317）少阴病，下利清谷，里寒外热，手足厥逆，脉微欲绝，身反不恶寒，其人面赤色（宋版“赤色”作“色赤”），或腹痛，或干呕，或咽痛，或利止脉不出者，通脉四逆汤主之。

甘草二两，炙　附子（宋版“附子”下有“大者”二字）一枚，生用，去皮，破八片　干姜三两（宋版“干姜三两”下有“强人可四两”五字）

上三味，以水三升，煮取一升二合，去滓，分温再服（宋版“分温再服”下有“其脉即出者”以下六十七字）。

（319）少阴病，下利（宋版“下利”下有“六七日”三字），咳而呕渴，心烦不得眠者，猪苓汤主之。

猪苓（宋版“猪苓”下有“去皮”二字）一两　泽泻一两　茯苓一两　阿胶一两　滑石一两

上五味，以水六升，煮取二升（宋版作“以水四升，先煮四物，取二升”），去滓，内阿胶烊尽，温服七合，日三服。

（323）少阴病，脉沉者（宋版“者”下有“急温之”三字），宜四逆汤。

甘草二两，炙　干姜一两半　附子一枚，生用，去皮，破八片

上三味，以水三升，煮取一升二合，去滓，分温再服（宋版“分温再服”下有“强人可大附子一枚，干姜三两”十二字）。

（326）厥阴之为病，消渴，气上撞心，心中疼[1]热，饥而不欲食，食则吐（宋版作“食则吐蛔”），下之利不止。

（077）发汗，若下之后，烦热，胸中窒者，栀子豉汤主之（按此条在宋版属《太阳中篇》，且“后”字作“而”字）。

（350）伤寒，脉滑，厥者，里有热，白虎汤主之（宋版“脉浮滑”下有“而”字，且载剂并煎法）。

〇二四八　六十四　五十

㊄㊉　四十五　五十五〇

唐贞元□酉岁写之

康治二年亥九月书写之　沙门了纯

① 疼：底本此处缺损，宋本作“疼”，据补。

# 池内奉时跋[①]

《康治本伤寒论》五十方，盖系抄书者，卷末有“唐贞元乙酉岁写之康治二年沙门了纯”十八字[②]，柳河户上玄斐传写以示余。

余曰：“唐贞元乙酉即皇朝延历二十四年，而传教航海东阳之岁也。曾闻最澄[③]博物兼知阴阳医方，则了纯所写原本或出最澄手书，亦未可知也。但了纯不知何人耳？”

玄斐愕然曰：“何以征诸？”

余曰：“尝观横川松禅院所藏澄手书《请来目录》，卷尾曰：‘大唐贞元二十一年岁次乙酉五月朔十三日，日本国求法沙门最澄录。’今此本，干支亦同，故云

① 池内奉时跋：底本无，为方便检索阅读而增加。

② “唐贞元乙酉岁写之康治二年沙门了纯”十八字：当为“唐贞元乙酉岁写之 康治二年亥九月书写之”，共十八字。

③ 最澄：日本天台宗创始人。延历二十二年四月（804 年），最澄奉诏入唐求法。

尔。子若能影钞以传，则亦可嘉尚也。”

玄斐曰：“此书盖尝在延历寺人或得之后，往江户传之奥人某，珍重如拱璧不妄示人，友人河口春龙窃誊之，而不及影钞，为可惋也。余得此与宋板校雠，互有异同，而此本为优，且今子之言信而可征，若得子一语，则亦为有据矣。”

余意者，岐黄一道既非所知，而又恐徒变画虎之诮也，固辞不许，因录其所答问者以还之。

嘉永纪元之嘉平月

华顶王府侍读池内奉时跋并书于如利书院